U0215989

文成天縱

中醫古籍稀見稿抄本輯刊

ZHONGYI GUJI XIJIAN GAO-CHAOBEN JIKAN

李鴻濤 主編

21

广西师范大学出版社
GUANGXI NORMAL UNIVERSITY PRESS
·桂林·

第二十一册目録

金匱指歸十卷

（卷七至十）

〔清〕戈頌平撰

清抄本

金匱指歸

庚

傷寒雜病論金匱指歸卷七

消渴小便不利淋病篇

厥陰之為病消渴氣上衝心心中疼熱飢而不欲食食則吐蚘下之利不止

厥陰主闔厥陰也闔合也陰陰於子交紐丑土陰陰不合陽氣交紐丑土

上土燥不潤而病消渴曰厥陰之為病消渴心中半裏之中也要陰不合陽氣交伍丑未陰陽之氣不循半表經道轉運上升上逆心中而疼熱曰氣上衝心心中疼熱半表之陽失陰液助之胃中之氣虛而覺飢半裏之陰失陽氣溫之食入無陽氣蒸化曰飢而不欲食蚘陰類喜陽氣

以〻温養食入於陰長氣於陽陽冀陰固陽氣浮
半裏上食入冀陽氣蒸化蚘亦得温養就暖
而上逆曰食已吐蚘下〻指半裏下陰液也止
已也半裏下陰液亦合陽氣交紐丑土已陰液
下利不已曰下〻利亦止
寸口脉浮而遲浮即為虛遲即為勞虛則衛氣不足

勞則榮氣竭趺陽脈浮而數浮即為氣數即消穀而
大堅氣盛則溲數溲數則堅堅數相搏即為消渴
寸口半表上也浮陽氣浮也遲滯也半表上陽
失陰固生氣浮而滞曰寸口脈浮而遲陽浮半
表上無陰液助之生氣衰曰浮即为衰陽浮半
表上無陰液固之闔午生陽氣滞於半表为火

炎上也曰遲即為勞陽以陰助不寂半表陽浮
半表上無陰液助之衛外之陽不足曰寂即衛
氣不足陰以陽助不寂半裏火炎半表上不來
後半裏下陰無陽助榮內之陰氣敗曰勞即榮
氣竭趺同跗附也跗足背也足背屬半裏下脈
中陽道也陽氣由半裏下附子時司開陽失陰

和陽失陰固與陽用氣浮於表上而數曰趺陽
脈浮而數大於表也陽失陰和陽失陰固與氣
數於表上即成穀食之陰以滴之於表上陽
氣不及於裏下陰土之氣日堅曰浮即為氣數即
陽消穀而大堅溲屎也陽氣著於表上陰土之
水穀陽氣積遝於表上而屎數於裏下陰土之

陰其陽氣內温以燥堅半裏下曰氣盛以澁數
澁數以堅和質也搏索持也陰土燥堅陰分左
開陽數半表陽分右圍質陰陽氣液索持表裏
陽土其陰涸即渴能飲水曰堅數相搏即為消
渴
陽土得陰去陽分滯半表上陰土得陽去陰分

堅半裏下

男子消渴小便反多以飲水一斗小便亦一斗腎氣丸主之

陰土得陽生謂之男子陽氣光陰從子左用陽無陰消陽土氣燥故渴引飲水曰男子消渴陽氣光陰從子左用陽無陰消而氣浮故飲之水

以飲水一斗小便亦一斗
以人亦飲之水得一陽大
氣蒸化運積十二支
辰出一陽大氣蒸化
運積十二支辰飲水多
少之水下趨亦多少藉
斗字象形喻十二支辰也

內無陽氣蒸化運以肌表之水下趨于裏下為
尿反多為尿反多因上亦飲之水多下亦尿之
水亦多曰小便反多以飲水一斗小便亦一斗
腎氣丸主之腎堅也氣陽氣也丸圓積也陽氣
以陰為堅附於裏而不外浮陰液以陽為堅附
於表而不外洩病陽氣先陰而用之氣浮亦飲

金匱指歸　消渴小便不利淋病篇卷之七　五

之水內貫陽氣蓋化運行肌表從半裏下尿竅

而下洩多貫陰液堅附陽氣於裏主胃氣丸內

助土之陰液外堅陽氣於裏使陰陽氣液圓轉

表裏毋失其時消病自已

腎氣丸方 見中風

脈浮小便不利微熱消渴者宜利小便發汗五苓散

主之

浮陽氣浮也小便半裏也然犯也脈中陽氣浮半表上半裏下陰液不利半表上以清氣陽犯熱消渴者宜利半裏下陰土陰液發揚半表上以清氣陽曰脈浮小便不利然熱消渴者宜利小便發汗五苓散主之

渴欲飲水水入則吐者名曰水逆五苓散主之
半裏下陰土陰液未能和陽氣上輸半表上陽
土氣燥故渴愛飲水半裏下陰土陰液未能和
陽氣上輸半表上水蓄於裏水入無陽氣轉運
以從口吐名明也明半裏下陰液逆於裏主五
苓散輸轉陰土陰液上布半表滋陽土〻燥曰

渴欲飲水水入則吐者名曰水逆五苓散主之

渴欲飲水不止者文蛤散主之

止基也陽土氣燥渴愛飲水陽氣不基半裏下生陰土之陰者主文蛤鹹寒之氣味固半表上陽氣下基於土以生乎陰曰渴欲飲水不止者文蛤散主之

淋之為病小便如粟狀小腹弦急痛引臍中

淋之为病指一陽陽氣不本復於下下焦之陽不能開通乎陰者木氣不達土氣不疏水路不为之通調水液陷下为溺为淋曰淋之为病洩結之粟下焦陽氣不能開通乎陰水土氣結尿出如沙狀曰小便如粟狀弦者为宗急迫也陽

氣不來復於下宗氣迫於小腹不通而痛牽引
臍中曰小腹弦急痛引臍中

趺陽脈數胃中有熱即消穀引飲大便必堅小便則
數

趺陽指胃裏下也胃中指胃表上也陽氣由胃
裏下附于胕而開陽以陰和氣陽不故胃表上

金匱指歸　消渴小便不利淋病篇卷之七　八

得半表上陽先陰和而散即水穀之陰水之飲以濟之陽曰趺陽脈散胃中君熱即消穀引飲半表上陽氣不闔午藏那半裏下陰土其陽濕之糟粕之陰必堅大腸中半裏陰氣不開子所那趺飲之水其陽氣其水因散尿脬中曰大便必堅小便則散

淋家不可發汗發汗則便血

解見太陽篇

小便不利者有水氣其人若渴括樓瞿丸麥丸主之

半裏陰液不利半表其質水氣居於裏表水氣不利半表以和其陽故口渴主括樓根苦甘氣味起半裏下脈中陰津上滋半表脈中以和其陽

瞿麥苦寒固半表上脈中陽氣下降半裏脈中以利坎陰薯蕷甘平茯苓甘淡外培土氣內通陰土之陰附子辛熱內蒸陰土水氣和陽氣附子附而開右五味末之煉蜜丸象土數得陰陽氣液藏於土中圓轉表裏如梧子大飲服二丸日三服象陰陽數保陽闔午開子和交為坎陰

陽氣液不交子午增至七八九以小便利腹中濕為虛象陽數得陰復於七陰數得陽已於八半裏陰利陽復腹中得濕為陰陽氣液和交子午曰小便不利者君水氣虛人消渴括樓瞿麥丸主之

括樓瞿麥丸方

薯蕷　茯苓各三両　括樓根二両
附子炮一枚　瞿麥一両
右五味末之煉蜜丸如梧子大飲服二丸日三
服不知增至七八丸以小便利腹中温為知
飲服二丸增至七八丸丸字鈔字誤
小便不利蒲灰散主之滑石白魚散茯苓戎鹽湯并

主之

灰說文死火餘㶳也从火从又又手也復也猶更也陰土陰濁氣氣不能化而濁氣火不能利而陰取氣蒲花中蕊屑化陰土陰濁復陽氣於裏易陰氣於表氣蒲即蒲黃氣以蒲燒灰也滑石甘寒滑重入半裏下消利水土氣滯和利表

裹右二味杵為散飲服方寸匕日三服象陰殺保陽布於裹布於表也髮說文根也乃血之餘燒存性入半裹下根核變以通氣陰白魚即白蠹氣味甘平合滑石利水土中氣滞右三味杵為散飲服方寸匕日三服象三陽陽陰闔午三陰陰陽開子也茯苓淡甘用半斤之多取氣氣濃

先入半裏下通陰土之陰陽不伏藏於裏陰土
液也以白朮甘溫多液和之陽氣戎鹽鹹寒出
西羌生於土一名青鹽不假煎煉方稜明瑩解
堅固陽氣伏藏半裏下和陰氣達於表右三味
先將茯苓白朮煎生象先入半裏下通陰土之
陰壞陰土之液入戎鹽再煎分溫三服象陽氣

陰係分湿表裏也曰小便不利蒲灰散主之滑石白魚散茯苓戎鹽湯并主之

蒲灰散方

蒲灰半分　滑石三分

右二味杵為散飲服方寸匕日三服

滑石白魚散方

滑石　亂髮燒　白魚各二分

茯苓戎鹽湯方

茯苓半斤　白朮二兩　戎鹽彈丸大一枚

右三味先將茯苓白朮煎成入戎鹽再煎分溫

三服

渴欲飲水口乾燥者白虎加人參湯主之

津衰下液少不能上润胃土之燥主白虎汤後
天氣清降固陽氣内蔵於邪加人参甘寒之多汁
助土之液以和陽氣内蔵曰渴欲飲水口乾燥
是白虎加人参汤主之

白虎加人參湯方 見太陽篇

脈浮發熱渴欲飲水小便不利者猪苓湯主之

論解方解見陽明篇

水氣篇

師曰病有風水有皮水有正水有石水有黄汗風水其脈自浮外證骨節疼痛惡風皮水其脈亦浮外證胕腫按之没指不惡風其腹如鼓不渴當發其汗正水其脈沉遲外證自喘石水其脈自沉外證腹滿不喘黄汗其脈沉遲身發熱胷滿四肢頭面腫久不愈

必致癰膿

人身肌肉象地之土水藏土中外通乎之太陰大氣包固內通太陽大氣蒸運流通表裏環抱周身無一息停流風陽氣也水陰氣也陽氣先陰而開陽無陰固氣半表脈中陽氣從下上浮曰風水氣脈自浮骨節主裏外內之對也半表

脈中陽氣從下上浮内證裏之陰失陽氣温通
而疼痛曰外證骨節疼痛陽得陰助以和未表
陽氣從下上浮若陰助之肌表氣處以外惡風
之涼氣曰惡風皮膚也膚布也陰氣布於表尔
布於裏脈中陽氣尔浮於表曰皮水其脈尔浮
附通作附内證水与陽氣附於表而腫其腫處

以手按之沒指曰外證胕腫按之沒指水與陽
氣浮於表則不外惡風之涼氣曰不惡風水與
陽氣附於表其腹空之貌鼓曰其腹如鼓水與
陽氣附於表陽土不燥曰不渴如先圍之必先
開之水與陽氣附於表不附於裏主開陰土之之
液外達毛竅陰土氣還水與陽氣即附於裏曰

由表乎汗巳為陽之正亥為陰之正陽得陰以
正於巳開於午陰得陽以正於亥開於子陰失
陽氣正亥開子曰正水陰失陽氣正亥開子半
裏下脈遲之陽遲滯曰乎脈沉遲陰失陽氣正
亥內謂亥水之陰氣左開乎陰氣從半裏下逆
半裏上而喘曰外謂自喘石堅也沉沒也陰甚

金匱指歸　水氣篇卷之七　三

陽還已堅於裏曰石水陰并陽還陰堅於裏半
裏下脈道之陽自沒曰為脈自沉內證腹中陰
并陽還而滿陰堅於裏為陰氣不上逆半裏上
而喘曰外證腹滿不喘黃土色也汗水氣也水
施土中得太陽大氣蒸還流通腠理為水不黃
於陽氣蒸還流通腠理為水外出達毛竅色黃曰

黄汗水失陽氣蒸罨流通腠理脈道之陽遲滯
曰氣脈沉遲水失陽氣蒸罨流通腠理陽氣屈
伸於外營陰固之而發熱曰身發熱水失陽氣
蒸罨流通腠理氣裹上陰氣不能下降溢于左
閉曰胃滿四肢頭面腫水氣久失陽氣蒸罨不
愈必致氣水壅塞肌中生膿曰久不愈必致癰

臚

脈浮而洪浮則為風洪則為氣風氣相搏風強則為癮疹身體為癢癢者為泄風久為痂癩氣強則為水難以俛仰風氣相擊身體洪腫汗出乃愈惡風則虛此為風水不惡風者小便通利上焦有寒其口多涎此為黄汗

風陽氣也洪大而有力也氣陰氣也脈中陽浮
陰固而氣不浮脈中陰陽之氣和於表裏不大
而有力脈中陽失陰固而氣浮脈中陰陽之氣
偏勝於表見大而有力曰脈浮而洪浮見為風
洪見為氣癮疹皮小腫也強勝也痂乾瘡也陽
與陰相持陽氣偏勝於表水氣不能外達毛竅

則為皮外小腫曰風氣相搏風強則為癮疹皮外小腫身體作癢癢者搔也以手搔之為泄風傷勝之陽發揚水氣外固毛竅曰身體為癢癢者為泄風陽氣久勝於表其陰液涸之即為乾瘡曰久為痂癩氣強陰氣勝也挽曲也仰乘首望也陰氣勝於裏則為水陰氣勝於裏不能曲

痂癩俗名蛇皮癩也

腰風首望之曰氣強以為水難以俛仰擊撲也
陽氣勝於表陰氣勝於裏陽與陰相勝表裏与
撲擊身體大種曰風氣相擊身體洪腫愈達也
陰氣外達於表陽氣乃達於裏陽与陰和曰汗
出乃愈陽得陰助以和陽氣勝表陰氣勝裏陽
無陰助肌表氣虛以外惡風之涼氣曰惡風以

氣此為風水分外惡風之涼氣去是半裏之陰通利於表未能和陽氣因逐於巳內閉於午半裏上陰先陽遲水先濟通而色黃曰小便通利上焦冒空空口多涎此為黃汗

寸口脈沉滑者中有水氣面目腫大有熱名曰風水視人之目窠上微腫如蠶新卧起狀其頸脈動時時

欬按其手足上陷而不起者風水

寸口主表上也沉没也滑濇〻對也中土中也

有得也面目指主裏上也陽得陰亦没主表陰

得陽亦濇主裏得土中水氣亦左乃主裏上水

氣亦右降而面目腫曰寸口脈沉滑者中有水

氣面目腫大熱陽氣也名明也得陽氣先陰而

金匱指歸　水氣篇卷之七　七

開明陽勝半表上陰勝半裏下曰有熱名曰風
水目窠目下胞也頸脈人迎脈也目下胞在半
裏下人迎脈在半表上陰勝半裏下上在目胞
下微腫如蠶新卧起陽得陰則靜陰勝半裏下
半表上陽失陰靜上在人迎脈動甚曰視人之
目窠上微腫如蠶新卧起狀其頸脈動陽氣往

本表裏水氣時時阻礙半裏氣並致欬曰時時
欬半表上陽氣與陰皆固陽失陰固上至手背
氣浮陰與陽皆遲遲半裏下陰失陽遲足背氣
浮者浮突以手按之沒而不起者是陽孫半表
上陰孫半裏下曰按者手足上陷而不起者風
水

太陽病脉浮而緊法當骨節疼痛反不疼身體反重而痠其人不渴汗出即愈此為風水惡寒者此為極虛發汗得之渴而不惡寒者此為皮水身重而冷狀如周痹胸中窒不能食反聚痛暮躁不得眠此為黄汗痛在骨節欬而喘不渴者此為肺脹其狀如腫發汗則愈然諸病此者渴而下利小便數者皆不可發

汗

太陽陽氣先陰而開病陽浮半表陰緊半裏病
象當骨節之陰失陽氣温通而疼痛曰太陽病
脈浮而緊法當骨節疼痛反後也陰液隨陽氣
來後半表上半裏下陰氣不閉塞其名曰反不
疼痠疼也陽氣屈伸浮半表上不能次第來後

半裏下肌中陰氣失陽其擧重而痠々曰身體反重而痠陽浮半表上陽土之氣不燥曰其人不渴愈生也半裏下陰液出半表上其浮上之陽氣即生也半裏從邪此为陽浮半表上陰緩半裏下曰汗出即愈此为風水陽得陰助不寂半表陽氣極於表陽失陰助其氣寂即惡寒々曰惡寒者

此为極虚發於半裏下陰液外出毛竅得之陽
土氣燥而不潤而口渴陰陽之氣膚布於表當
陽不虚而不悪寒曰發汗得之渴而不悪寒之者
此为皮水陽氣屈伸於外肌中之水失陽氣轉
運如陽氣不能周於身肌裡之陰痹塞曰身重
而冷狀如周痹陽氣屈伸於外半裏上陰失陽

逆而胃中氣窒半表上陽浮不能蒸化穀食曰
胃中窒不能食聚居也陽氣浮於表陰氣居於
裏不通而痛曰反聚痛入暮陽氣不藏於邪陰
失陽溫而躁失陽不得入陰合目而眠此为土
之陰液失陽氣流通曰暮躁不得眠此为黄汗
陽不藏邪陰氣閉塞不通左骨節曰痛左骨節

亥水之陰不左開其氣逆於裏上而喘亥水之陰不左開陽土痰燥而渴不渴者是水氣逆於裏上下氣不能固陽下降從子左長其病形就腫發揚陰土陰液外達毛竅固其下氣則愈曰欬而喘不渴者此為肺脹其狀如腫發汗則愈然於病此者陽土氣燥而渴陰液從於表下下

利半裏陰液數出毛竅者皆不可發揚陰液外
出為汗曰熱病此者渴而下利小便數者皆
不可發汗
裏水者一身面目黃腫其脈沉小便不利故令病水
假令小便自利此亡津液故令渴越婢加朮湯主之
裏半裏下脾土也一一陽也半裏下脾土〻水

得一陽陽氣來復土中既有氣液而不使一陽
陽氣屈伸半表而來復半裏半裏上水氣滞於
肌表而面目黄腫曰裏水者一身面目黄腫者
指半裏下脉道之陽也沉没也一陽陽氣屈伸
半表不來復半裏半裏下脉道陽没半裏之水不
下利爲尿便爲之病水曰其脉沉小便不利故

令病水假令半裏之水從下為尿多此水氣利
半裏下無津液利半表上陽土氣燥口為之渴
曰假令小便自利此亡津液故令渴越婢加朮
湯主之以麻黄六兩先煮重苦温氣味使之下
行先温舒陰土之陰以石膏半觔重辛寒之氣味
堅至水表陰外固天陽陽氣浮半表土味不足

半裏以甘草極甘培之以生薑辛温化氣横行疏泄表裏土氣以大棗十二枚甘平合白朮甘温益土之液配内藏之陽右六味以水六升象地支十二數先煮麻黄去上沫内諸藥煮取三升分三温象三陰三陽之數圜午用子也

越婢加朮湯方 見中風

趺陽脉當伏今反緊本自有寒疝瘕腹中痛醫反下之即胷滿短氣　趺陽脉當伏今反數本自有熱消穀小便數今反不利此欲作水

疝腹痛也陽氣依附于裏下脉中主伏菸於土滑舒之陰是时裏之陰反緊而不舒此本自陽陰氣盛於裏陰氣不通而腹痛曰趺陽脉當伏

今反緊本自有寒疝瘕假也陰蓄於裏假陽氣
通腹中之陰以意會之回遶半裏下陰氣温舒
半表曰瘕腹中痛堅反下之陰蓄於裏即時不
回遶半裏下陰氣左舒半裏上陰氣不降曰胃
濇半表上陽氣無陰涵之曰短氣曰即胃濇短
氣　陽氣依附半裏下主伏藏於土温暖其陰

金匱指歸　水氣篇卷之七　十四

是时表之阳反无阴固而数此本自汗阳气盛
於表而逆于裏下湿遏气阴阳无阴固外求水
穀之阴以固之曰趺阳脉当伏今反数本自有
热消穀阳气盛於表而逆于裏下湿遏气阴气
尿当数是时反而下利为尿此于裏下欲作水
病曰小便数今反而利此欲作水

寸口脈浮而遲浮脈則熱遲脈則潛熱潛相搏名曰沉趺陽脈浮而數浮脈即熱數脈即止熱止相搏名曰伏沉伏相搏名曰水沉則絡脈虛伏則小便難虛難相搏水走皮膚即為水矣

寸口指表上也浮陽浮也遲陰滯也潛沉也半表上陽甚陰固而舉浮半裏下陰甚陽運而

氣滞曰寸口脉浮而遲陽浮主表上其陰液固
之於裏見為熱曰浮脉見熱陰滞主裏下其陽
氣聚之於表見為沉曰遲脉見潛陽浮主表上
陰沉主裏下陽與陰相持表裏曰熱潛相搏名
曰沉跌陽主裏下也主裏下之陰承上固其陽
其陽浮陽浮主表上其陰和之而散曰跌陽脉

浮而數陽乎浮半表其陰固之半裏乎陽就於半表上故熱曰浮脈即熱陽數半表上其陰和之於裏乎陽即止半表上不達半裏下曰數脈即止伏匿藏也陽氣止半表上陰液匿藏半裏下陽与陰相持表裏曰熱止相搏名曰伏陰其陽氣而陰沉陰其陽運而陰匿陽与陰和持表

裏水分左以曰沉伏而搏名曰水水沉於裏孫
並之陽盛陰助之則氣盛曰沉則孫脈盛難患
也陰匿於裏則半裏水患曰伏則小便難半表
陽盛陰助而氣盛半裏陰盛陽匿而水患陽与
陰相持表裏水走皮膚就为水種矣曰盛難和
搏水走皮膚即为水矣

寸口脈弦而緊弦則衛氣不行即惡寒水不沾流走於腸間　少陰脈緊而沉緊則為痛沉則為水小便即難

半表上脈道中陽氣與陰和之而教半裏下脈道中陰氣與陽舒之而緊曰寸口脈弦而緊陽與陰和而教氣浮半表上不能衛護肌體之

金匱指歸　水氣篇卷之七　十七

陰曰弦則衛氣不行即惡寒沾濡也水氣不外濡肌表为汗而水走於腸間便利曰水不沾流走於腸間　少陰水藏也水藏之陰盛陽舒之而緊盛陽弱之而沉曰少陰脈緊而沉陰盛陽舒之通而痛曰緊則为痛陰盛陽弱則为水曰沉則为水半裏水氣不外濡於表即患於裏曰

小便即難

脈得諸沉當責有水身體腫重水病脈出者死

半裏脈道行於陰然陽氣當責其有水曰脈行諸沉當責有水陽氣屈伸於表而次第於裏土中水然陽氣曰身體腫重水居於裏病脈道之陽出而不入其陽氣散則曰水病脈出者死

夫水病人目下有臥蠶面目鮮澤脈伏其人消渴病水腹大小便不利其脈沉絕者有水可下之

目下內應脾土夫水病脾土人目下經質臥蠶狀曰夫水病人目下有臥蠶鮮步也陽得陰則所陰得陽則潤水病脾土半表上陽出陰所半裏上陰步陽潤曰面目鮮澤半裏脈道中陰事

匱瘥半表陽土燥而不潤曰脈伏也人消渴水
病脾土失陽氣運行於左也水聚於右而腹大
曰病水腹大不續曰殘半裏之陰不利半表也
脈其裏陰沉而不風表陽殘而不續者得脾土
水氣不左行可用溫藥溫運底下之陰行於半
表曰小便不利也脈沉殘者有水可下之

問曰病下利後渴飲水小便不利腹滿因腫者何也
答曰此法當病水若小便自利反汗出者自當愈
從半裏也病陽氣外浮陰並陽氣從半表下下
利半裏陰土陰液不足以上潤陽土之燥故渴
愛飲水既飲之水不下利為尿腹滿因腫者此
象主病水如水下利為尿及外出為汗者腹滿

痊自當愈

心水者其身重而少氣不得卧煩而躁其人陰腫

肝水者其腹大不能自轉側脇下腹痛時時津液微生小便續通　肺水者其身腫小便難時時鴨溏

脾水者其腹大四肢苦重津液不生但苦少氣小便難　腎水者其腹大臍腫腰痛不得溺陰下濕如牛

鼻上汗其足逆冷面反瘦

心陽氣也土藏也水陰氣也水藏土中得陽氣

轉運表裏生身系重土中陽浮裏陰生生陽運

而月至半表陽生陰助而氣短曰心水生生月

至而步輕氣陽浮半表上系藏半裏下系得寢息

曰系得臥陽浮半表上無陰和之而煩陰居半

裏下其陽謂之而躁曰煩而燥其人陰其陽運
陰其陽濕而痿曰其人陰痿　肝木氣也木氣
不從子左達土中水氣不從子左行曰肝水者
其腹大木氣不從子左達水氣不從子左行少
陰樞滯曰不能自轉側脇下腹痛時期也時時
者謂陰氣轉運土中時時應木氣而期至其表

金匱指歸　水氣篇卷之七　二王

也木氣應期從幽微突生於表半裏降液繼續
左逵曰時時津液微生小便續通　肺金氣也
表也水以於表以陽氣既布於裏水以於表失
陽氣布之於裏要身經曰肺金水無要身經水
以於表失陽氣布之於裏裏之水不易下趨為
尿曰小便難水以於表表陽不應期舒布水氣

鳧能高飛而鴨舒緩不能飛鴨名舒鳧

於裏與水濡滞於表曰時〻鴨溏　脾土氣也
土失陽濕水氣不左以曰脾水者與腹大四肢
苦重土失陽濕水氣不左以津液不生半表陽
失陰助但苦短氣曰津液不生但苦少氣土失
陽濕水氣不左以半裏〻水不易下趨为尿曰
小便難　胃水蓄也水氣不左以與腹痞〻大

金匱指歸　水氣篇卷之七　二十二

曰胃水在乎腹大膈与腰居身之中水氣不左行半表之陽不達半裏半裏身之中陰失陽運則痓半裏之陽不達半表半表身之中陰失陽運則痛曰膈痓腰痛溺同尿半表之陽不達半裏水不得下趨为尿曰不得溺半表之陽不達半裏水居於下無陽運之隱莫潮溼如牛鼻上

汗而乱曰陰下濕如牛鼻上汗者指半表上陽
氣也足積也水而左行半表之陽而積半裏曰
者足逆冷陽氣而積半裏下下之水氣而上槩
於表曰面反瘦
師曰諸有水者腰以下腫當利小便腰以上腫當發
汗乃愈

金匱指歸　水氣篇卷之七　二十三

腰身之中也凡陽得水病在身之中下腫因其表下水氣外不復其表上回逆其裏蓄濕利其裏下之陰其裏下陰濕水氣即以其表上逆其裏也曰諸有水在腰以下腫當利小便身之中上腫因其裏上之水氣不復其裏回逆其表當發揚其裏表下之水氣左以在上之水乃生逆於裏

圓轉於表也曰腰以上疑當發汗乃愈

師曰寸口脈沉而遲沉則為水遲則為寒寒水相搏趺陽脈伏水穀不化脾氣衰則鶩溏胃氣衰則身腫少陽脈卑少陰脈細男子則小便不利婦人則經水不通經為血血不利則為水名曰血分

半表之陽得水氣助之則亦沉半裏之陰得陽

氣濇之則不寒半表脈道之陽失水氣助之而
沉半裏脈道之陰失陽氣濇之而寒曰寸口脈
沉而遲沉則為水遲則為寒半裏陰失陽濇半
表陽失陰助寒水之氣相持於裏曰寒水相搏
半裏下陰之氣匿蔽不得至陽開於子水穀之陰
其陽氣蒸化曰趺陽脈伏水穀不化脾土陽氣

衰脈水穀之精華不能從胃之津門蒸出外榮
於表下趨腸中水糞雜下曰脾氣衰則鶩溏胃
土陽氣衰脈水之氣不能內榮於裏而揮於外
曰胃氣衰則身揮少陽主樞少陰亦主樞少陽
樞半裏脈道之陽不卑於下少陰樞半表脈道
之陰不開細於上手半裏脈道之陽卑於下是陽氣

不得陰氣固之尊於子曰少陽脈卑半表脈道之陰極於上是陰氣不得陽氣運之正於午曰少陰脈極陽氣不得陰氣固之尊於子是半裏之陰不利半表以生陽曰男子是小便不利陰氣不得陽氣運之正於午是半表之陽不通半裏以生陰曰婦人是經水不通名明也半裏陰

道血之液不得陽氣利於表交蒸於午而為血
半表經道氣之陽不得陰氣利於裏交蒸於子
而為水此明血生於午水生於子之名分也曰
經為血血不利則為水名曰血分
師曰寸口脈沉而數數則為出沉則為入出則為陽
實入則為陰結趺陽脈微而弦微則無胃氣弦則不

得息少陰脈沉而滑沉則為在裏滑則為實沉滑相
搏血結胞門其瘕不寫經絡不通名曰血分
半裏下陰氣內而不出半表上脈道陽氣無陰
和之而數曰寸口脈沉而數數則为出沉則为
入陽土得陰則土実而実陽出半表無陰和之
則为陽土陽実陰土得陽則氣濕而結陰內半

裏其陽湿之甚為陰土陰結曰出甚為陽実入
甚為陰結然衰也弦数也半裏下陰其陽湿而
氣衰半表上陽其陰和而氣数曰趺陽脈沉然
而弦胃氣不足頼半裏下脾土中陽氣助之半
裏下脾土陽氣衰半表上胃土之氣甚其曰然
甚其胃氣陽其陰氣内固於裏其陽数於表而

不得休息謂陽氣散半表上不得休息半裏下也

不得休息曰弦即不得息少陰半裏下也陰不得陽開而沉於裏陽不得陰闔而實於表陰陽不持表裏曰少陰脈沉而滑沉即為在裏滑即為實沉滑不搏胞包裏也門主開闔也陽得陰氣包裹於陽即從左闔右降得陽氣包裹於陰即從右開左降不得陽開而沉於裏陽不得陰

圍而实於表陰血右結于陽不能包裹于陰從右開左曰血結胞門瘕假也于血假陰争右結不能左轉南北環繞之陰不通曰于瘕不寫絰絡不通名曰血分

問曰病有血分水分何也師曰經水前斷後病水名曰血分此病難治先病水後經水斷名曰水分此病

易治何以故去水其經自下

經水前斷後病水明陽氣衰微寒裏經中絶陰

血先氣陽盡裏結於裏氣水弃結於裏而不行

此病陽氣衰微寒裏經中陰血裏結不易治也

曰前經水前斷後病水名曰血分此病雖治先病

水後經水斷明陽浮寒表寒裏水先陽盡而經

血変为限何以故为陽還衰水事罷乃經血自下曰先病水後經水斷名曰水分此病易治何以故去水其經自下

問曰病者苦水面目身體四肢皆腫小便不利脈之不言水反言胸中痛氣上衝咽狀如炙肉當微欬喘審如師言其脈何類師曰寸口脈沉而緊沉為水緊

為寒沉緊相搏結在關元始時尚微年盛不覺陽衰之後榮衛相干陽損陰盛結寒微動腎氣上衝咽喉塞噎脇下急痛醫以為留飲而大下之氣繫不去其病不除復重吐之胃家虛煩咽燥欲飲水小便不利水穀不化面目手足浮腫又與葶藶圓下水當時如小差食飲過度腫復如前胷脇苦痛象若奔豚其水

揚溢則欬喘逆當先攻擊衝氣令止乃治欬欬止其喘自差先治新病病當在後

陰得陽氣亦沉半裏而為水陰得陽濇亦緊半裏而為宗陽浮半表半裏陰失陽氣為水陰失陽濇為宗宗曰寸口脈沉而緊沉為水緊為宗宗陰陽出入以固為界元元陽也水与宗宗相持半裏

金匱指歸　水氣篇卷之七　三十

下焦水宫裹结在元阳左開之交曰沉紧而搏
结在幽元年生也干扞也始和阴气尚微生气
方盛萌时不觉於阳气衰微之後營内之阳焦
阴和扞曰始时尚微年盛不觉阳衰之後營衛
和干阳气日损阴气日盛裹结之阴微动水疮
阴气不從子左枢開上衝半裹上咽喉中气塞

若厥脇下之樞受者迫而痛曰陽損陰盛結完々
然動胃氣上衝咽喉塞噎脇下急痛意會之因
為脾土得水之陰止而不流者水如從其表下
穀道旁猛下之陽與陰和陽氣繫其表上不去
藏其裏下者病不解曰醫以為留飲而大下之
氣繫不去者病不除再重複吐者水其表上陽

土液少陽豐陰和而煩咽豐液潤而燥曰後重吐之胃家實煩咽燥欲飲水半裏之陰不得陽氣利於半表穀食不化曰小便不利水穀不化半裏（裏）上下肌中水氣不從子左相半表而面目手足俱痿又與葶藶圓甘之滑潤入土中圓轉水氣開子闔時水氣即從上至下分別半表其

腫自愈曰面目手足浮腫又与葶藶圓下水消
时如小差食飲为陰土中隔氣未復故食之陰
之甚也面目手足浮腫如前曰食飲之度腫復
如前陰氣不從子樞開迫於胃脇而痛曰胃脇
苦痛水從之陰氣不從子樞開反上衝胸裏上
曰衆氣奔豚也水發揚溢胸裏上阻礙氣道欬

喘主先治上擊之衝氣使基於下再治其欬亥
水基於下以陽氣左逆其喘自愈曰其水揚溢
以欬喘遂當先攻擊衝氣令止乃治欬欬止其
喘自差新病誤先治其衝氣而後治其水也曰先
治新病病當在後
風水脈浮身重汗出惡風者防己黃耆湯主之腹痛

者加芍藥
風陽氣也水陰氣也陽得陰和脈道之陽不浮
半表陰得陽氣身體之陰不重半裏半表之陽
出乎陰固而脈浮半裏之陰出乎陽氣而身重
曰風水脈浮身重陽得陰不沉半表陰得陽不
沉半裏水氣外出毛竅不和陽氣之交蒸於午去

金匱指歸　水氣篇卷之七　三十三

疪於邪表裏陽虛而悪風曰汗出悪風者防己黃耆湯主之水氣外出毛竅不和陽氣交蒸於午去疪於邪防備己土中陰陽氣液皆虛陽氣主防己外浮辛平甘草甘平外固衛陽內安土氣陽氣外浮陰泄液外以黃耆甘溫益陰土氣液和內疪之陽右剉麻豆大每抄五錢匕五土數也象陰液陽氣

藏於土中生薑四片大棗一枚取辛溫甘平氣味合化陰氣内和表裏之陽水盞半煎八分去滓溫服象陽氣藏於半裏下蒸陰液轉還半表上正於八土氣不溫腹痛者加芍藥苦平氣味溫之土氣

防己黃耆湯見溼病

風水惡風一身悉腫脈浮不渴續自汗出無大熱者越婢湯主之

陽得陰而發半表陰得陽而發半裏陽浮半表陰居半裏陽無陰固而惡風陰無陽運而一身皆腫曰風水惡風一身悉腫脈道中陽浮陽土不燥曰脈浮不渴太半表也熱無陽氣也陰土陰

液瑱從陽氣外出毛竅為汗其半表陽氣之逆半
裏者主內揚陰液外固其陽曰瑱自汗出其大
熱者越婢湯主之麻黄苦温氣輕芳揚陰土陰
液外固於表石膏辛寒體重固肌表之陽內固
於裏陽氣陰液浮外土味不足於裏以甘草極
甘培之生薑辛温化氣橫行疏泄表裏土中水

氣大棗甘平用十二枚培土之液和陽氣環抱周身右五味象土之數以水六升象陰數得陽正於六先煮麻黄去上沫內諸藥煮取三升分溫三服象三陰三陽氣液分溫表裏也外惡風之涼氣加附子一枚助水土中元陽從子左開外護肌表之陰陰液不足於土加朮四兩助土

〻液和内臟〻陰

越婢湯方

麻黄六兩 石膏半斤 生薑三兩

甘草二兩 大棗十二枚擘

右五味以水六升先煮麻黄去上沫内諸藥煮

取三升分溫三服悪風加附子一枚口渴加朮

四兩

皮水為病四肢腫水氣在皮膚中四肢聶聶動者防己茯苓湯主之

水發土中得陽氣轉運外内不息水氣外布肢體不内布脾土曰皮水为病四肢腫水氣居皮膚中而遂之經聶聶而動曰水氣在皮膚中四

肢聶聶動者防己茯苓湯主之防己辛平外固
防氣內於己土水氣居皮膚中己土之陰分利
重用茯苓滲通己土之陰水氣居皮膚中表裏
經道之陰分利以桂枝辛温通之水氣居皮膚中
表裏土氣不足以制水黄耆甘草土色土味也
培土氣以制之水右五味象土數也以水六升

象陰散同陽交於六也煮取二升分溫三服象二陰保陽分溫表裏也

防己茯苓湯方

防己　黄耆　桂枝各三兩

茯苓六兩　甘草二兩

右五味以水六升煮取二升分溫三服

裏水越婢加朮湯主之甘草麻黃湯亦主之
陰得陽則生陰得陽則運陽氣浮於裏之陰不足以外固乎陽主哉婢內攝陰土水氣外固肌表陽氣加朮益土之液和內蒸之陽曰裏表水哉婢加朮湯主之水氣有餘於裏以甘草甘平味厚之氣濃培肌表土氣外固乎陽以麻黃苦溫發

掏裏水外達於表曰甘草麻黄湯爲主之右二味以水六升先煮麻黄去上沫內甘草煮取三升象陽數得陰偶於土中溫服一升象陰數偶陽開於子重以衣被覆之得鬱蒸之氣使裏水前達於表毋陷於裏而汗再服服後慎風寒束搏之氣否則水留連肌表並腫脹欬嗽

甘草麻黄湯方

甘草二兩　麻黄四兩

右二味以水五升先煮麻黄去上沫内甘草煮取三升温服一升重覆汗出不汗再服慎風寒

水之為病其脈沉小屬少陰浮者為風無水虚脹者為氣水發其汗即已脈沉者宜麻黄附子湯浮者宜

杏子湯

半裏下陰從陽風寒脈不沉小半裏下陰失陽
風寒脹（脈）沉而小曰水之（為）病寒脈沉小屬少陰陽
浮半表上其半裏下陰氣上風寒陽浮半表上
不闔半裏曰浮其爲風其水陰從陽氣溫生寒
陰不藏於裏陰從陽氣溫運寒陰左長於表陰

少陽氣溫生於裏陰少陽氣溫運左長於表而
腹滿(脹)者为陰中陽處水居半裏下亦亟半表上
而有半裏下水氣亟半表上陽得陰和而陽即
運半裏曰處脹者为水氣而无汗即已半裏下
陰中陽處陰少陽氣而脈沉者運麻黄苦溫氣
陰土水氣附子辛溫助水土元(中)陽陰少陽溫表

裏土氣不足以甘平味厚益其土氣曰脈沉者
宜麻黄附子湯右三味以水七升象陽數復於
七先煮麻黄去上沫内諸藥煮取二升半溫服
八合日三服象二陰保陽分運半表正於八闔
陽半裏也陽浮半表上不闔半裏下者闔節之
氣不利適麻黄苦溫杏子柔潤發揚陰土水氣

外利半表石膏甘之〻甘草甘平〻外固陽土之陽

内利半裏曰浮者宜杏子湯

麻黄附子湯方

麻黄三兩　附子一枚　甘草二兩

右三味以水七升先煮麻黄去上沫内諸藥煮

取二升半溫服八合日三服

杏子湯方

即麻黄杏子甘草石膏汤方

厥而皮水者蒲灰散主之

蒲生於水蒲開花時
正秋令氣花系能化
陰土之濕得秋氣能
散布陽氣正裏

厥氣也可作如讀氣水如布於表亦布於裏者

取其蒲花中蕊屑化陰土濕陰布陽氣於裏陽

氣布於表氣陰亦布於裏滑石甘草之誠至入半

裏下滑利水土爭滞和於表裏右二味杵為散飲服方寸匕日三服象陰敎保陽布於裏布於表也

蒲灰散方 見消渴

問曰黄汗之為病身體腫發熱汗出而渴狀如風水汗沾衣色正黄如檗汁脈自沉何從得之師曰以汗

出入水中浴水從汗孔入得之宜耆芍桂酒湯主之
水蒸土中得陽氣流通腠理而水不黄因汗出
腠理入冷水中濕身水之寒氣外逼從汗孔逆
得之陽氣外浮水氣不流通腠理而水黄陽氣
外浮水氣不流通腠理身體腫水之寒氣外逼
從汗孔逆阻陽氣不能內蒸浮外而發熱水之寒

氣外遏從汗孔出逆陽氣浮外不能內蒸陰土
陰液上潤陽土之燥而濕形證狀如風水汗出
身重水不滲通腠理從汗漬衣色黃而不黑如
黃蘗之汁水之寒氣從汗孔逆阻陽氣內蔽陰
土陰液失於陽風寒裏脈道之陰自沉之黃者
甘溫益裏之土氣芍藥苦平滲泄表裏土氣桂

枝辛溫通表裏經道之陰苦酒苦為火味火性炎上曲之而化發性能宣发腠理內達之水氣達裏之陰液上通半表右三味以苦酒一升水七升和合象天生地成合一之數煮取三升溫服一升象陽數得陰闔午陰數得陽開子前心煩服至六七日乃解謂主心之陽氣得陰土陰

氣固之回逆於巳內閉於午出頰乃解然心煩
不止者因苦酒宣發腠理水氣阻陽氣未能闔
午故也

黃耆芍藥桂枝苦酒湯方

黃耆五兩　芍藥　桂枝各三兩

右三味以苦酒一升水七合相合煮取三升溫

服一升當心煩服至六七日乃解心煩不止者
以苦酒阻故也
黃汗之病兩脛自冷假令發熱此屬歷節食已汗出
又身常暮盜汗出者此榮氣也若汗出已反發熱者
久久其身必甲錯發熱不止者必生惡瘡若身重汗
出已輒輕者久久必身瞤瞤即胷中痛又從腰以

上汗出下無汗腰髖弛痛如有物在皮中狀劇者不能食身疼重煩躁小便不利此為黄汗桂枝加黄耆湯主之

陽氣浮外腠理中水氣失陽氣流通而水色黄曰黄汗之病腰半裏下也陽氣浮外不發於邪半裏下不溫曰兩腰自冷假令陽氣不發於邪

浮外發熱彼水氣不流通腠理徧及骨節中作
疼曰假令發熱此屬歷節食為陰陽氣浮外食
畢之陰萬固陽氣藏邪之陽反蒸食之陰精所
出毛竅為汗不和陽氣內藏於邪曰食已汗出
暮為陰又身上常至日暮時陰液不能固陽氣
藏邪私利於表外出毛竅此陰液不固陽氣內

榮裏也曰又身常暮盜汗出者此榮氣也如盜
汗出畢陽氣不施於邪浮外發熱者久久陰液
不榮皮膚皮膚燥而不潤如鱗甲曰若汗出已
反發熱者久久其身必甲錯惡瘡即癩也陽氣
浮外發熱不基於裏者肌肉失陽氣濕生而癩
曰發熱不止者必生惡瘡如身重汗出畢即浴

黏汗久久陰土液少陽氣浮外無陰固之瞤瞤而動於表曰或身垂汗出輒黏汗久久必身瞤瞤陽氣浮外不施於邪胸中陰氣不通而痛曰即胸中痛髖髀上也弛讀為施又陰液從身之中上外出毛竅為汗身之中下無汗腰髀之下陽氣不施陰氣不通而痛云水居於裏或冒物

曰又從腰以上汗出下無汗腰髖弛痛如有物
在皮膚中狀劇甚也陰氣甚於下者陽氣不能
蒸化穀食曰劇者不能食陽氣浮於外不藏於邪
半裏陰氣閉塞出冬身疼且重曰身疼重陽氣
浮於外不藏於邪在外之陽無陰固之而煩在內
之陰無陽温之而燥曰煩躁半裏之陰不利半

金匱指歸　水氣篇卷之七　四十七

表腠理中水氣失陽氣滲通汗出色黃曰小便
不利此為黃汗陽氣久浮於外土氣不滲於裏
土味不足於裏桂枝加黃耆湯主之主桂枝辛
溫通表裏經道之陰芍藥苦平滲泄表裏土氣
甘草甘平黃耆甘溫味厚氣濃益陰土氣生薑
辛溫化氣橫行滲泄表裏土中水氣大棗甘平

多液用十二枚固陽氣藏於土中環抱周身右
六味以水八升象陰數得陽交於六正於八者
取三升温服一升象陽氣固於裏開於子須臾
啜熱稀粥一升餘助藥力温通肌土之陰覆取
微汗使陰陽氣液和於表裏以致汗再服

桂枝加黃耆湯方

桂枝　芍藥各三兩　甘草　黃耆各二兩

生薑三兩　大棗十二枚

右六味以水八升煮取三升溫服一升須臾啜

熱稀粥一升餘以助藥力溫覆取微汗若不汗

更服

師曰寸口脈遲而濇遲則為寒濇為血不足趺陽脈

微而遲微則為氣遲則為寒寒氣不足即手足逆冷手足逆冷則榮衛不利榮衛不利則腹滿脇鳴相逐氣轉膀胱榮衛俱勞陽氣不通即身冷陰氣不通即骨疼陽前通則惡寒陰前通則痹不仁陰陽相得其氣乃行大氣一轉其氣乃散實則失氣虛則遺溺名曰氣分

寸口者表上也血陰也陰得陽則澀陰得陽則
生者表陽氣不遂者裏陰土不澀則為實〻陰血
不生則為不足曰寸口脈遲而澀遲則為實〻澀
為血不足趺陽者裏土（下）也滑則為陽氣衰遲則
陰土實〻陽氣不遂者裏下則為陽氣衰則為陰
土實〻曰趺陽脈滑而遲滑則為氣遲則為實〻實〻

陰也氣陽也陰中陽氣不足外寒手足不溫手
足不溫則榮內衛外之陽不足榮內衛外之陽
不足則腹中陰寒陽運而脇下陰氣不利於
左右氣鳴相逐於右曰之氣不足即手足逆冷
手足逆冷則榮衛不利榮衛不利則腹滿腸鳴
相逐太陽陽氣轉運四旁得陰固之則光明表

裏半裏陰先陽濕半表陽先陰固榮內衛外之
陽俱炎於上曰氣精膀胱榮衛俱勞半表陽氣
不通半裏陰先陽濕即身冷半裏陰氣不通半
表陰先陽寒即骨疼曰陽氣不通即身冷陰氣
不通即骨疼前後之對陽氣先陰與開天陰先
天陽衛即惡寒陰氣後陽與開天陰不有陽濕

是閉塞尓仁曰陽前連是惡之陰前連是痺尓
仁。陰得陽運之陰運以於表陽得陰固之陽運
以於裏曰陰陽和得之氣乃以大氣指太陽大
氣也散布也太陽大氣發於土中一轉太陰大
氣即布於表以固之陽曰大氣一轉之氣乃散
陽氣尓從午遂裏氣遺於表而下轉失氣陰氣

不從子義述表不遺於裏而下以為溺此明表裏陰陽之氣不和以而相失之名分也曰實則失氣虛則遺溺名曰氣分

氣分心下堅大如盤邊如旋盤桂甘薑棗麻辛附子湯主之

心下脾土也陽氣不能分運半裏溫通脾土之

陰脾土水氣堅結大如盤堅結處如盤邊旋轉
曰氣分心下堅大如盤邊如旋盤桂甘薑棗麻
辛附子湯主之桂枝辛溫通表裏經道之陰生
薑辛溫化氣橫行疏泄土中水氣細辛辛溫通
脾土幽深之陰麻黃苦溫發揚土中水氣外
通腠理以和其陽甘草甘平培其土氣大棗甘

平培陰土液以固陰陽附子辛溫助水土中元陽蒸陰氣開子右七味以水七升象陽數得陰後於七先煮麻黃去上沫內諸藥煮取二升分溫三服象二陰保陽闔午開子當汗出於表如蟲行皮中謂堅實之水氣得藥力外布於表勢如蟲行即愈

桂甘薑棗麻辛附子湯方

桂枝　生姜各三兩　細辛　甘草

麻黄各二兩　附子一枚炮　大棗十二一枚

右七味以水七升先煮麻黄去上沫内諸藥煮取二升分温三服當汗出如蟲行皮中即愈

心下堅大如盤邊如旋盤水飲所作枳朮湯主之

上條論土中水結於裏此條論土中液虧氣結於裏水飲既作句上恐遺去一孔字積寔臭氣形圓水飲（臭氣能）既化陰土濁陰形圓解（氣）土中（氣）升降白朮甘温氣液培土之陰以助氣陽右二味以水五升煮取三升分温三服氣二陰保陽圍繞腹中氣堅即散也

枳朮湯方
枳実七枚 白朮二兩
右二味以水五升煮取三升分温三服腹中耎
即當散也

金匱指歸 水氣篇巻之七

金匱指歸 辛

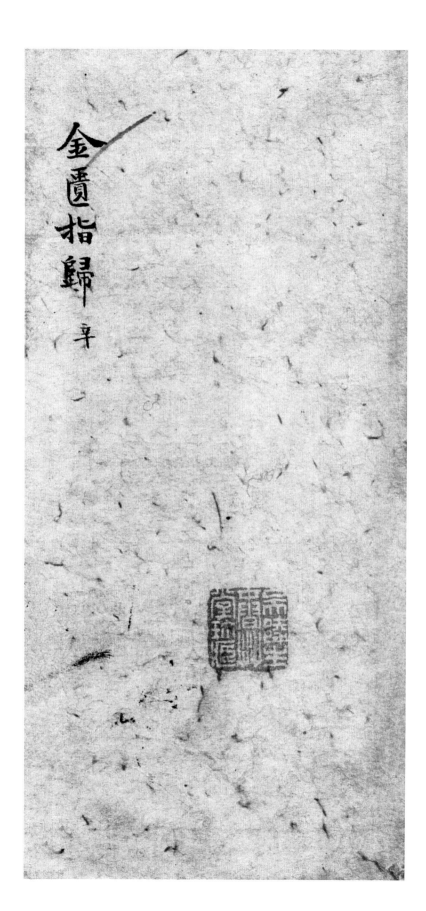

傷寒雜病論金匱指歸卷八

黄癉篇

寸口脉浮而緩浮則為風緩則為痹痹非中風四肢苦煩脾色必黄瘀熱以行

半表上脉道陽浮因無半裏下陰氣緩之曰寸口脉浮而緩陽浮半表無陰緩之則為風陰居半裏無陽疏之則為痹曰浮則為風緩則為痹

非下也下之陰無陽疏閉塞於裏得陽氣浮半表上曰痹非中風四肢内應脾土脾土陰氣閉塞不疏陽氣浮外苦無陰和而煩曰四肢苦煩脾土陰無陽疏胃土陽無陰榮土色必黄曰脾色必黄瘀住也熱陽氣也以因也行去也住陽氣於半表上不還半裏下因陰氣去藏半裏下不還半表上曰瘀熱以行

趺陽脈緊而數數則為熱熱則消穀緊則為寒食即為滿尺脈浮為傷腎趺陽脈緊為傷脾風寒相搏食穀即眩穀氣不消胃中苦濁濁氣下流小便不通陰被其寒熱流膀胱身體盡黄名曰穀癉

半裏下陰氣緊而不舒半表上陽氣因無陰和而數曰趺陽脈緊而數半裏陰氣緊而不舒半表上陽無陰和則為熱熱則求穀之陰以濟之

曰數則為熱熱則消穀無陽氣內藏半裏下溫舒其陰則為寒無陽氣內藏半裏下不能蒸化穀之陰即為滿曰緊則為寒食即為滿陰得陽則生尺脉指下焦陽也浮陽浮也腎水藏也陽氣往來下焦而氣浮陰失陽生為損水藏之陰曰尺脉浮為傷腎土［疑亦為字］得陽則生無陽氣內藏半裏下土失陽生為［衍字］損土藏之氣曰趺陽脉緊為

傷脾風陽氣也寒陰氣也陽浮半表上無陰固之陰居半裏下無陽運之陽與陰相持表裏曰風寒相搏陽得陰則靜陽與陰相持表裏水穀之陰無陽氣蒸化其陰不上濟其陽而頭為之眩亂曰食穀即眩水穀之陰不有半裏下陽氣消化胃中之水不從津門蒸出患其水停於胃中而化濁曰穀（嗜敗味不也）氣不消胃中苦濁胃中之水不

從津門蒸出水之濁下流大腸而便利曰濁氣
下流胃中之水不從胃之津門蒸出半裏下水
少不足以下行為尿曰小便不通半裏下陰失
陽温被其寒半表上陽失陰固其陽氣行於四
旁不温於裏曰陰被其寒熱流膀胱陽氣屈伸
於表不次第於裏蒸運其陰土失水榮而發黃（老字五次）
曰身體盡黃名曰穀癉

額上黑微汗出手足中熱薄暮即發膀胱急小便自利名曰女勞癉腹如水狀不治

額顱也黑陰氣也微無也出進也陽得陰則光明半表陰得陽則光明半裏額上顱黑是無半裏陰氣前進半表和陽氣回還半裏明於上也曰額上黑微汗出手足中指脾土中也熱陽氣也薄暮酉時也陽氣不藏於酉還脾土中以運

其陰陽氣即發揚四旁廹於表入暮而發熱曰手足中熱薄（暮）即發膀胱急陽氣發揚四旁廹於表入暮而發熱半裏之陰失陽氣轉運半表上自利於下為尿此明陰陽之氣不交姤於午火炎於上陰居於下土失水榮色黄而為癉曰小便自利名曰女勞癉陽氣發揚四旁廹於表而發熱不還脾土中以運其陰腹中若有水狀如

坤道為女
坤辰在未

是陰陽之氣不治子午曰腹如水狀不治
心中懊憹而熱不能食時欲吐名曰酒癉
懊憹心中恨亂難言也難言者是脾土深奥處
之陰不能震動於辰和陽氣交姤於午陽無陰
和逆半表上發熱曰心中懊憹而熱陽逆半表上
半裏下陽少不能化穀曰不能食水得陽則運
陽逆半表上半裏下水氣不從子左運時逆半

裏上從口欲吐曰時欲吐名明也酒從水從酉
酉就也明陽逆半表上無水濟之闔午就酉而
藏脾土深奥處之陰無陽氣從子左運震動於
辰交始於午土失水榮而色黄名曰酒癉
陽明病脉遲食難用飽飽則發煩頭眩小便必難此
欲作穀癉雖下之腹滿如故所以然者脉遲故也
解見陽明篇

夫病酒黃癉必小便不利其候心中熱足下熱是其證也　酒黃癉者或無熱清言了了腹滿欲吐鼻燥其脉浮者先吐之沉弦者先下之　酒癉心中熱欲吐者吐之愈

病酒黃癉審定半裏之水不利半表其候陽逆半表上水居半裏下不能震動於辰和陽氣交姤於午心中恨亂難言而熱曰夫病酒黃癉必

小便不利其候心中熱足益也下上之對也在
下之水不利半表固陽闔午就邪而藏在上之
熱益重是其證據也曰足下熱是其證也或
無熱謂無陽逆半表上發熱清言了了謂無心
中恨亂難言曰酒黃癉者或無熱清言了了腹
中陰失陽運而滿水氣逆半裏上欲吐水氣不
從子左運半表鼻竅燥而不潤曰腹滿欲吐鼻

燥吐舒也半表脉中陽浮者先温舒半裏下水氣外達半表以和其陽曰其脉浮者先吐之沉裏也弦數也下降也半裏下陰失陽舉而沉半表上陽失陰固而數先清降半表上陽氣右闔半裏以舉其陰曰沉弦者先下之 半裏下水氣不外達半表土失水榮而色黄半表上陽逆不闔午就而藏水火不交於午心中恨亂難

言而發熱曰酒癉心中熱水氣逆半裏上從口欲吐者温舒半裏下水氣從子左開半裏上水氣下行欲吐則愈曰欲吐者吐之愈

此吐之字下吐上字二字自似乃錯

酒癉下之久久為黑癉目青面黑心中如噉蒜虀狀大便正黑皮膚爪之不仁其脉浮弱雖黑微黃故知之

下半裏下也之指土中水氣也半表上陽氣不

就邪而藏半裏下土中水氣不開於子明於邪
土失水榮而色黃久久水不外榮表陽失陰明
目光色青裏陰失陽明面皮色黑曰酒癉下之
久久為黑癉目青面黑水氣久停於土其水化
酸酸木味也木氣不達則剋土致心中饋雜若
啖蒜虀曰心中如啖蒜虀狀大便指應半表陽氣
正至至應北方水色也
也子午卯酉四方定正也皮膚爪之指應表裏也

金匱指歸　黃癉篇卷之八　八

半表失之陽得其方之收外業皮膚外之不作裏表外之外陰得
表陽得陰皮膚外之則作裏陰得陽皮膚外之
裏方之失內于表於皮膚外之不作表陽不就於而藏溫運土中
則作表陽不就於而藏温運土中陰氣外開於
外陰上業於表外在目青而黑色不解皮膚黑色之不作中太
于明於外目青而黑不解皮膚外之不作中太
於膚外之不作日太便是黑皮膚外之不作
便是黑皮膚外之不作雖推也微無也黃指中
央土也陽失陰固浮於表陰失陽温弱於裏推
之黑色久無陰土之陰和陽氣外禁於表故知
之曰其脈浮弱雖黑微黃故知之

師曰病黃癉發熱煩渴胷滿口燥者以病發時火刼
其汗兩熱相得然黃家所得從溼得之一身盡發熱
而黃肚熱熱在裏當下之
以所因也陽無陰固謂之火刼奪也兩〻也而熱陽
也然如是也溼水氣也盡極也病黃癉發熱煩
渴胷滿口燥者因陽氣發揚半表上至午時陽
無陰固陽氣逆半表上化火奪土中水氣外出

毛竅為汗上陽與水氣相併得於半表如是黃
家所得從水氣得之外出毛竅為汗陽氣屈伸
極於表陽無陰固發熱土無水滎色黃曰病黃疸發熱煩渴胸滿口燥者以病
發時火刼其汗兩熱相得然黃家所得從溼得
之一身盡發熱而黃肚吐也下降也水氣隨陽
氣吐於表無陰氣固陽閫於裏主苦寒氣味降
之曰肚熱熱在裏當下之

脈沉渴欲飲水小便不利者皆發黄　腹滿舌痿黄
躁不得睡屬黄家
半裏脈中陰失陽舉曰脈沉半表陽土失其陰
潤欲求水以濟之曰渴欲飲水半裏之陰不利
半表者土失水禁皆黄曰小便不利者皆發黄
陽氣不復半裏下土失陽疏而閟曰腹滿黄
土色躁燥同舌以舒卷為用中土之水無陽氣

蒸運半表上濟於舌舌燥不以舒卷為用曰舌痿黃躁半表陽不得陰目不得合曰不得睡半裏陰不得陽水不外滎於土曰屬黃家

黃癉之病當以十八日為期治之十日以上瘥反劇者難治

十字象形東西南北之分也八别也水得陽運期復其時分别四方土得水滎而不黃水失陽

運其水不能期復其時分別四方土失水榮而發黃曰黃癉之病當以十八日為期之指陽氣也十日以上指戌亥時也瘥愈也陽氣藏於戌土亥水之陰得陽氣溫運外開於子四方之土得水榮而不黃其病愈曰治之十日以上瘥反此者土失水榮而黃劇患陰陽氣液不治子午曰反劇者難治

瘅而渴者其瘅難治瘅而不渴者其瘅可治發於陰部其人必嘔發於陽部其人振寒而發熱也

陽氣附陰而生陰液少半裏陽土氣燥而渴者半表陽失依附土失水榮其黄不易治曰瘅而渴者其瘅難治陰液不少半裏陽土不燥不渴者陽得依附陰得陽運土得水榮其黄可解曰瘅而不渴者其瘅可治發起也陰部半裏也起

於半裏之陰不從子左開其水上逆半裏上必嘔曰發於陰部其人必嘔陽部半表也振發也起於半表之陽不從午右闔半裏陰失陽溫而發寒半表陽失陰固而發熱曰發於陽部其人振寒而發熱也

穀癉之為病寒熱不食食即頭眩心胷不安久久發黃為穀癉茵陳蒿湯主之

穀生氣也彼半裏脾土之陰為病病生陽之氣
浮外不能使陰液外榮於表土之黄色外現曰穀
癉之為病陽氣浮外裏陰失陽温而惡寒表陽
失陰固而發熱曰病寒熱食入於陰長氣於陽
食入無陽氣蒸化陰精不能上濟其陽陽眩於
上曰不食食即頭眩心胷半裏上也陰得陽則
安陽氣浮外半裏上陰氣不安曰心胷不安久

久陽氣發揚於外不藏於內土失水榮而發黃

主茵陳蒿湯

曰久久發黃為穀癉茵陳蒿湯主之陽氣發揚於外水停於內水土之氣不能推陳致新茵陳味苦微寒稟冬令寒水之精具陽春生發之氣能推陳致新合梔子苦寒導陽氣右降陽往於外陰住於內土氣不疏以大黃味苦氣寒外堅金水表陰固陽於裏陽得陰固土得陽疏陰陽

氣液左升右降土得水榮而黃解右三味以水一斗象十二地支來復之數先煮茵陳減六升象陰數得陽變於六內二味象一陽舉二陰偶之煮取三升去滓分溫三服象陽數還於右復於左小便之半裏也服湯後半裏之陰當利半表所停之濁水不能外達半表為汗從尿下出故如皁角汁狀赤陽氣也腹復也陽氣來復腹裏

從子左開其水當從陽氣運行表裏水液流通
而黄去也日色正赤一宿腹減黄從小便去也
茵陳蒿湯見陽明篇
黄家日晡所發熱而反惡寒此爲女勞得之膀胱急
少腹滿身盡黄額上黑足下熱因作黑癉其腹脹如
水狀大便必黑時溏此女勞之病非水病也腹滿者
難治硝石礬石散主之
金匱指歸　黄癉篇卷之八　十四

日晡未申時也黄病家未申時發熱惡寒此為

（女勞也此方大黄上也）

陽氣不得陰土之陰交姤於午向未土入申藏
非內温其陰火炎於上無陰固之發熱陰居於
下無陽温之惡寒曰黄家日晡所發熱而反惡
寒此為女勞之指陽氣也急廹也少腹半裏下
也得陽氣發揚四旁廹於上半裏下陰氣不疏
而作滿土失水禁而色黄曰得之膀胱急少腹

滿身盡黃陽得陰則明而不黑無半裏下陰液
前進（女業）半表上和陽氣回還半裏明於額曰額上
黑足益也下上之對也在下之陰不利半表和
陽氣闔午藏邪在上之熱益重曰足下熱久久
陽不內藏陰土之陰不外榮於表曰因作黑癉
其陽氣又無陰氣固之於裏溫舒陰土中陰（水）氣
從子左長腹脹若有水狀曰其腹脹如水狀大

金匱指歸　黃癉篇卷之八　圭

便半表也溏土中陰氣濡滯也半表之陽不向
未土入申藏卯温舒土中陰氣正於子明於卯
表識土色黃黑不解是時土中陰氣濡滯半表
之陽不向未土入申藏卯温舒其陰非水病於
土也曰大便必黑時溏此女勞之病非水病也
半表陽氣不向未土入申藏卯腹中陰氣不舒
而作滿者患陽土之陽不得陰氣治於午陰土

之陰不得陽氣治於子曰腹滿者難治硝石礬
石散主之硝石味辛帶苦微鹹氣大溫能布土（主消石礬石散）
中陰液上升外滎於表礬石酸寒無毒斂陽氣
下降藏於土中內滎於裏大麥甘平煮粥取汁
和散服方寸匕日三服固陽氣從半表還半裏（案此條須從湯證觀加硝法主之其色）（黃土色黑也）
去藏於酉曰病隨大小便去半裏水土之陰得
陽氣正於子明於酉半表水土之陰得陽氣正（外業於表）

消

於午藏於卯是其氣候之正也曰小便正黄大

由黄於六褭白石者黄強正黄正黑是一定之氣候亦昭

便正黑是其候也

硝石礬石散方

硝石　礬石燒等分

右二味為散以大麥粥汁和服方寸匕日三服

病隨大小便去小便正黄大便正黑是其候也

神農本經列朴硝硝即水硝也有二種煎煉結出

細芒者為芒硝結出馬牙者為牙硝其凝底成塊者謂之朴硝其氣味皆鹹而寒硝石即火硝也亦有二種煎煉結出細芒者亦名芒硝結出馬牙者亦名牙硝又名生硝其凝底成塊者謂之硝石其氣味皆辛苦而大温二硝皆有芒硝牙硝之稱故古方有相代之説自唐宋以下所用芒硝牙硝皆是水硝也

宋開寶本草以硝石為地霜煉成而芒硝牙硝
是朴硝煉出一言足破諸家之惑矣諸家蓋因
硝石一名芒硝朴硝一名硝石朴之名相混遂
致費辯不決而不知硝有水火二種形質雖同
性迥異惟神農本經朴硝硝石二條為正
土宿所說朴硝屬水味鹹氣寒其性下走不能
上升硝石屬火味辛微苦微鹹其性上升不能

下走

張隱菴云硝石遇火能焰稟水中陽氣結成主升朴硝稟水中陰氣結成遇火不焰主降所以不同者如此硝石神農列在上品無毒可知矣

酒癉心中懊憹或熱痛梔子大黃湯主之

陽氣不能就邪而藏脾土深奧處之陰則不能震動於辰外縈於土水火不濟心中恨亂難言

主梔子豉湯

若陽土之氣不降而熱陰土之氣不通而痛者

日酒癉心中懊憹或熱痛梔子大黃湯主之

主梔子苦寒氣輕固半表上陽氣回還半裏豉得蒸罨之氣易重從輕宣發半裏水氣回還半表大黃苦寒合枳實臭香形圓內疏陰土之氣圓通於裏右四味象陰數得陽轉運四方也以水六升象陰數得陽變於六也煮取二升分溫三服象二陰偶陽藏於丣也

梔子大黃湯方

梔子十四枚 大黃二兩 枳實五枚 豉一升

右四味以水六升煮取二升分溫三服

諸病黃家但利其小便假令脉浮當以汗解之宜桂枝加黃耆湯主之

於病黃癉之家但利半裏陰液外榮於土其黃自解曰諸病黃家但利其小便浮陽氣浮也當

主也以用也假令土氣不疏於裏土味不足於裏脈道中陽氣外浮主用甘温氣味温生陰液緩陽氣於裏適桂枝加黄耆湯啜稀熱粥以助藥力温運肌土之陰陰液外滎其黄自解曰假令脈浮當以汗解之宜桂枝加黄耆湯主之

桂枝加黄耆湯方見水氣篇

諸黄猪膏髮煎主之

於水道中有血瘀氣滯水不能外榮肌土而病黄以猪膏亂髮主滑利水道中血瘀氣滯曰諸黄猪膏髮煎主之右二味和膏中煎之髮消藥成象二陰偶陽再服象一陽舉得二陰偶之濁水血瘀從半裏下尿出水液外榮無阻其黄自解曰病從小便出

猪膏髮煎方

猪膏半觔 亂髮如雞子大三枚

右二味和膏中煎之髮消藥成分再服病從小
便出

黄瘅病茵陳五苓散主之

水土之陰不能得陽氣推陳致新而病黄茵

一云茵陳蒿并散曰黄瘅病茵陳五苓散主之

陳朮十分重苦寒氣味固陽氣行於裏五苓散
五分布水氣行於表右二味和先食飲服方寸

云以皂角汁
洗去油垢再以
刷洗淨皂
角汁方有入豆

二錢五分
為一分

七日三服象二陰偶陽環轉表裏不失其時土
得水祟其黃自解

茵陳五苓散方

茵陳末十分　五苓散五分

右二味和先食飲服方寸匕日三服

黃癉腹滿小便不利而赤自汗出此為表和裏實當
下之宜大黃硝石湯

而恐面字譌黃癉腹滿小便不利是半裏下土
氣陰液不利半表面赤自汗出是半表上陽氣
陰液不利半裏此面赤自汗出為陽土中陽氣
陰液順利於表彼腹滿小便不利為陰土中陰
液實於裏主下降在上陽氣溫舒在下陰氣商
大黃硝石湯之理曰黃癉腹滿小便不利而赤自汗出此為表和裏實當下之宜大黃硝石湯大黃黃蘗梔子重苦寒氣味
外堅金水表陰固陽氣陰液還於裏硝石微苦

氣大温温舒土氣達陰液於表右四味象陰數偶陽轉運四方也以水六升象陰數得陽變於六也煮取二升去滓内硝更煮取一升象二陰偶陽闔於午開於子也頓服使在上陽氣速固於裏在下陰液速榮於表也

大黄硝石湯方

大黄　黄檗　硝石各四兩　梔子十五枚

右四味以水六升煮取二升去滓内硝更煮取
一升頓服

黄癉病小便色不變欲自利腹滿而喘不可除熱熱
除必噦噦者小半夏湯主之
半裏陰液下出為尿色白不易半表外榮於土
而黄癉曰黄癉病小便色不變欲之為言續也
半裏陰液無陽氣温舒繼續半表自利於裏腹

滿上逆半裏上氣喘曰欲自利腹滿而喘除去

也噦呃逆也半裏陰液不肯去半表上以和其

陽曰不可除熱陽去半表上陰逆半裏陰陽之

氣相激於上必呃呃者主半夏生薑降半裏上

水逆氣結曰熱除必噦噦者小半夏湯主之

小半夏湯方見痰飲

諸黃腹痛而嘔者宜小柴胡湯

於半裏陰液不利半表土失水滎而黃腹中陰失陽舒而痛水氣無所區別逆半裏上而嘔者此也此半表上陽氣無陰緩之適小柴胡湯運氣益液緩半表上陽氣來復半裏陰得陽舒土得水滎其黃自解曰諸黃腹痛而嘔者宜小柴胡湯

男子黃小便自利當與虛勞小建中湯

陰土得陽(男子得花胼之)陽生謂之男子陰土中陽虛半裏陰液自利於下為尿不外滎於土而發黃曰男子黃小便自利半裏陰液自利於下為尿不外滎於土而發黃陽土陰虛陽無陰固火炎於上不復中土以生陰而為勞當與小建中湯甘溫氣味重用芍藥苦平疏泄土氣建運陰液外滎於表和陽氣來復於裏曰當與虛勞小建中湯

驚悸吐衄下血胷滿瘀血篇

寸口脈動而弱動即為驚弱則為悸

而因辭驚駭也陽氣動於上因陰氣弱於下曰寸口脈動而弱陽得陰不驚陽氣動於上無亥水之陰上固其陽陽逆於上為之駭曰動即為驚陰得陽不悸陰氣弱於下無午火之陽下溫其陰陽虛於下為之悸曰弱則為悸

師曰尺脈浮目睛暈黄衄未止暈黄去目睛慧了知衄今止

血爲陰陰得陽則運尺脈指半裏下也浮陽氣浮也平人陽藏半裏下陽得陰固其氣不浮陰得陽運其血不瘀病陽氣浮外不藏半裏下血瘀於上目睛有暈色黄陽氣不藏半裏下瘀上之血不降從鼻竅逆出不止曰尺脈浮目睛暈

春夏從寅至未
秋冬從申至丑
指一晝夜之四時
非指一年之四時也

黃衄未止目暈黃去目光聰慧睛和知陽氣內
藏半裏下瘀上之血下降從陽氣左開交紐丑
土其衄是時止日暈黃去目睛慧了知衄今止
又曰從春至夏衄者太陽從秋至冬衄者陽明
春夏從寅至未也秋冬從申至丑也平人太陽
開陰液及血先陽而開外和其陽至巳時陽浮
半表上不能從巳至未入申其血瘀於上陽絡

金匱指歸　驚悸吐衄下血胸滿瘀血卷之八　二

不因血從鼻竅逆出，曰從春至夏衄者太陽陽明。闔陰血隨陽亦闔，至申時陽浮半裏上，不能從申至戌入亥，其血亦潑於上，從鼻竅逆出，曰從秋至冬衄者陽明。

衄家不可發汗，汗出必額上陷，脉緊急，直視不能眴，不得眠。

解見太陽篇卷三

有字無之歎
論者吾可惜也

病人面無色無寒熱脉沉弦者衄脉浮弱手按之絶
者下血煩欬者必吐血
面色指半裏上顔氣也平人陽得陰則光明於
表陰得陽則光明於裏面顔鮮潤病人病陽氣
浮半表半裏上陽無陰明面顔色白陰無陽明
面顔色黒曰病人面無色寒冬氣也熱夏氣也
陽氣浮半表半裏上半裏下陰無陽生半表上

陽無陰生無冬無夏曰無寒熱沉裏也弦減也減為損沉弦者指半裏下脈道中陽損也陽氣浮半表半裏上半裏下脈中陽損在上之血逆而不降從鼻竅衄出曰脈沉弦者衄手須也按下也絕續也陽氣浮半表半裏上（不足至上裏下）須求陽氣繼續內藏以溫其陰在下之血失陽氣左運其血從榖道旁下出曰脈浮弱手按之絕者下血陽

浮半表半裏上無亥水之陰上和陽氣内藏而煩亥水之陰又無陽氣内温而欬煩欬甚者（血汗證也）陽無陰和陰無陽温在上之血失陽氣右運其血從咽旁竅絡激出曰煩欬者必吐血

夫吐血欬逆上氣其脉數而有熱不得卧者死

夫陽氣逆半表上不還半裏下血亦逆半表上不還半裏下其血逆甚從咽旁竅絡激出陽逆半

金匱指歸　驚悸吐衄下血胸滿瘀血卷之八　四

表上亥水之陰失陽氣從子左開其水逆半裏上阻礙氣道致欬陽與血逆於表水逆於裏其氣上而不下曰夫吐血欬逆上氣陽與血逆於表水逆於裏半表脉中陽氣失陰和之數而有熱曰其脉數而有熱陽與血逆於表水逆於裏其陽不得陰氣和之寢息於裏在上陽散而不聚曰不得卧者死

夫酒客欬者必致吐血此因極飲過度所致也

酒客謂嗜酒之人也嗜酒之人其水氣多就於裏酒氣陽氣多就於表水氣就於裏不從子左開逆半裏上阻礙氣道致欬酒氣陽氣就於表不從午右闔其血亦隨酒氣陽氣逆半表上血逆甚從咽旁竅絡激出此欬者吐血因飲酒過度所致曰夫酒客欬者必致吐血此因極飲過

度所致也

寸口脈弦而大弦則為減大則為芤減則為寒芤則為虛虛寒相擊此名曰革婦人則半產漏下男子則亡血

解見虛勞

亡血不可發其表汗出則寒慄而振

解見太陽篇卷三

病人胷滿脣痿舌青口燥但欲漱水不欲嚥無寒熱脈微大來遲腹不滿其人言我滿為有瘀血　病者如有熱狀煩滿口乾燥而渴其脈反無熱此為陰伏是瘀血也當下之

半裏上陰得陽運其胷不滿半裏下戊土陰得陽蒸半表上辰土陽得陰榮其脣不痿舌不青病人病陽氣外浮半裏上陰失陽運而胷滿半

表上辰土陽失陰榮而脣痿舌青曰病人胷滿
脣痿舌青無不有也寒指半裏下陰也熱指半
表上陽也半裏下戊土之陰不有陽蒸半表上
辰土之陽不有陰潤外證口燥但欲漱水不欲
嚥下曰口燥但欲漱水不欲嚥無寒熱微無也
大半表也陽得陰其陽氣轉運表裏不遲脈道
中無陰土陰液至表表陽來裏遲滯曰脈微大

其字字是三字
讀者不可滑過

土中之水不左行其腹當滿而大不滿大者此明腹中無水停也其人言我滿此明瘀血滯於裏血不左行也

來遲表陽來裏遲滯土中之水不左行其腹當滿不滿者證腹中無水停也其人言我滿為有瘀血滯於裏血不左行也曰腹不滿其人言我滿為有瘀血

病人如得熱證狀陽土無陰和煩而悶陽土無陰潤口乾燥而渴曰病人如有熱狀煩滿口乾燥而渴病人如得熱證狀脈當洪大其脈反無洪大熱象此為陰液內伏不左

行陰液內伏不左行是瘀血滯於裏陰液亦滯
於裏主溫運半裏下之瘀半裏下之瘀左行陰
液亦左行陽土得陰潤陰土得陽蒸諸病自解
曰其脈反無熱此為陰伏是瘀血也當下之
火邪者桂枝去芍藥加蜀漆牡蠣龍骨救逆湯主之
（主桂枝去芍藥加蜀漆牡蠣龍骨救逆湯）
陽無陰固謂之火邪偏也火偏於上無陰固之
（曰火邪者）
主桂枝去芍藥加蜀漆牡蠣龍骨救逆湯（主之）救逆

者救護逆上陽氣來復於下也火偏於上陽亡於下去芍藥者恐苦平氣味有傷其陽故去之取桂枝辛温温表裏經道之陰生薑辛温化氣橫行温左右絡道之陰大棗甘平多液以十二枚象地支十二數資助土液合辛温氣味和陽氣環轉周身陽逆於上土味不足於下以甘草極甘培之陽逆於上陰液亦逆於上易成痰涎

加蜀漆辛温氣味逐其痰涎牡蠣龍骨氣味鹹
濇能斂涎上陽氣陰精內固於裏從子左開右
爲末末散也以水一斗二升散行水氣環轉周
身也減二升象天生地成之足數也取三升象
三陽來復半裏之數也温服一升象一陽開於
子也

桂枝去芍藥加蜀漆牡蠣龍骨救逆湯方

方見太陽篇第五卷、

心下悸者半夏麻黃丸主之

心下半裏下脾土也脾土水停其陽氣内藏不能轉運其水外達肌表而悸者以半夏辛平氣味入土中降逆散結以麻黃苦温氣味散土中所停之水外達肌表右二味末之煉蜜和丸小豆大飲服三丸日三服象二陰偶陽運水氣圓

（注本方義曰心下悸者半夏麻黃丸主之）

轉表裏也

半夏麻黄丸方

半夏　麻黄各等分

右二味末之煉蜜和丸小豆大飲服三丸日三服

吐血不止者柏葉湯主之

陸佃埤雅云柏之指西猶鍼之指南也魏子才

六書精蘊云萬木皆向陽而柏獨西指蓋陰木
而有貞德者故字從白白者西方也寇宗奭曰
予官陝西登高望柏千萬株皆一一西指蓋此
本至堅不畏霜雪得木之正氣他木不及所以
受金之正氣所制一一指西也馬應月故十二
月而生在畜屬火在辰屬午在卦屬乾屬金人
之血藏於血府應氣府之陽從子左闢從午右

闔環轉周身無一刻停留停則瘀在下之血從子左闢不能從午右闔逆半表上從咽旁竅絡激出其血從口吐之不止者（又按宋本曰吐血不止者柏葉湯主之）以柏葉苦辛微溫汁黏固逆上之血從右下降以艾葉苦溫氣香化陰土之濁以和其血以乾薑辛溫溫陰土之陰以守其陽以馬通之濁令逆上之血速之下行從陽左闢毋使血停再瘀右三味以水五升

馬屎曰通
猪屎曰苓
牛屎曰洞
洞胴也

取馬通汁一升合煮取一升象陽數極於九復於一分温再服象一陽舉得二陰偶之分温表裏也

柏葉湯方

柏葉　乾薑各三兩　艾三把

右三味以水五升取馬通汁一升合煎取一升分温再服

下血先便後血此遠血也黃土湯主之

遠血指在上之血也先便後血謂在上之血從右下降不能得陽氣從子左開上舉也竈中黃土亦名伏龍肝伏匿藏也龍陽氣也象陽氣匿藏土中陰血得其陽舉不下陷也血下陷土味不足半表以甘草極甘培之血下陷土液不足半表以白朮甘溫地黃甘寒阿膠甘平培土之

（注[illegible]曰下血先便後血此遠血也黃土湯主之）

液黄芩苦寒附子辛温固陽氣藏於土中合陰血附子時左開無使下陷也右七味象陽數得陰復於七以水八升象陰數得陽正於八煮取三升分温三服象三陰三陽之數分温表裏也

黄土湯方

乾地黄　黄芩　附子　阿膠

白朮　甘草各三兩　竈中黄土半斤

右七味以水八升煮取三升分温三服

下血先血後便此近血也赤小豆當歸散主之

近血指半裏下之血先血後便謂半裏下絡中（主赤小豆當歸散曰下血先血後便此近血也赤小豆當歸散主之）

留血之瘀不和陽氣從子左開主赤小豆酸甘

體重下行浸令（滯）芽出曝乾易重從輕宣發半裏

下絡中留血之（血）瘀當歸辛温有汁和陽氣藏於

土中以運其血右二味杵為散漿水服方寸匕

日三服象二陰偶陽布半裏下絡中留滯之血從子左開和於表裏也

赤豆當歸散方見狐惑篇

心氣不足吐血衄血瀉心湯主之

心氣指陽氣也不足指陽氣降令不足也陽氣陰血悉逆半表上不能從午右闔其血從口鼻激出人身陽氣全賴有形之陰血依附而生否

則血去亡陽故主瀉心湯重苦寒氣味降逆上

心氣不足吐血衄血瀉心湯主之

之陽氣從午右闔陽氣降陰血亦降陽得依附

而生右三味以水三升煮取一升象陽數得陰

心氣不足吐血衄血瀉心湯主之

復於七頓服之取其氣濃降速也

瀉心湯方

黃連　黃芩各一兩　大黃二兩

右三味以水三升煮取二升頓服之

傷寒雜病論金匱指歸卷八終

金匱指歸　壬

傷寒雜病論金匱指歸卷九

嘔吐噦下利篇

夫嘔家有癰膿不可治嘔膿盡自愈

嘔而脉弱小便復利身有微熱見厥者難治四逆湯主之

二條解俱見厥陰篇

先嘔卻渴者此為欲解先渴卻嘔者為水停心下此

屬飲家嘔家本渴今反不渴者以心下有支飲故也

此屬支飲

卻止也痰飲先從口嘔去陰土之液止於下未
能上潤陽土之燥而口渴此為痰飲欲除曰先
嘔卻渴者此為欲解先渴飲水水止於裏不行
此屬飲家
於表而嘔者為水停脾土曰先渴卻嘔者為水
停心下此屬飲家痰水從口嘔去陽土不潤本

應口渴是時反不渴脾土有飲陰偏處故也曰嘔家本渴今反不渴者以心下有支飲故也此屬支飲

問曰病人脈數數為熱當消穀引食而反吐者何也師曰以發其汗令陽微膈氣虛脈乃數數為客熱不能消穀胃中虛冷故也脈弦者虛也胃氣無餘朝食暮吐變為胃反寒在於上醫反下之今脈反弦故名

曰虛

熱陽氣也引進也吐嘔也以因也微衰也膈氣

指半裏心脾間之陽也〔氣〕病人脈中陽氣數外當

消穀進食而反吐者因陽〔陰液〕氣發揚於表衰微於

裏陽氣發揚於表無陰和之脈乃數〔向〕曰病人脈

數數為熱當消穀引食而反吐者〔何也師曰〕以發其汗令

陽微膈氣〔虛〕脈乃數客寄也冷寒也陽氣寄外衰

內脾土中陽少不能消化水穀無脾土之陽氣
上蒸則胃中陽虛氣寒曰數為客熱不能消穀
胃中虛冷故也弦數也陽氣數於表虛於裏曰
脈弦者虛也餘饒也陽氣數於表虛於裏胃氣
不饒曰胃氣無餘變易也反回還也食入於陰
長氣於陽陽氣數於表虛於裏一變易也反回還也朝食無脾土陽
氣蒸化至暮吐出曰朝食暮吐陽氣變易於表

不回還於裏曰變為胃反半表陽得陰助其氣不寒於上半裏陰得陽助其氣不寒於下半表上陽失陰助其氣寒曰寒在於上以意會之回還半裏下之陰上助其陽曰醫反下之今脉中陽氣反數於表明陰土中陽虛於裏曰今脉反弦故名曰虛

寸口脉微而數微則無氣無氣則營虛營虛則血不

足血不足則胷中冷
微無也而因辭半表上脈道中陽氣無陰和之
因數曰寸口脈微而數半表上陽氣無陰和之
因數則無陽氣至半裏曰微則無氣陽能生陰
陽數於表則無陽氣至半裏以生其陰血曰無
氣則榮虛無陽氣至半裏以生其陰血則外和
陽氣之血不足曰榮虛則血不足外和陽氣之

血不足則無半表陽氣從半裏上内温曰血不
足則胷中冷
趺陽脉浮而濇浮則爲虚濇則傷脾脾傷則不能磨
朝食暮吐暮食朝吐宿穀不化名曰胃反脉緊而濇
其病難治
陽得陰固其氣不浮陰得陽運滑而不濇半裏
下脉道陽浮裏陰濇而不滑曰趺陽脉浮而濇

陽不內固於裏則為裏之陽虛曰浮則為虛陽不內固於裏裏陰濇而不滑則脾損脾土陽損則不能蒸化水穀朝食無陽氣蒸化則暮吐暮食無陽氣蒸化則朝吐曰脾傷濇則傷脾則不能磨朝食暮吐暮食朝吐宿住也反回還也陽氣住於表不回還半裏藏脾土中胃中水穀無陽氣消化曰宿穀不化名曰胃反半裏脈中陰無陽舒而緊

陰無陽滑而濇其病患陽氣於表不治於裏曰

脉緊而濇其病難治

病人欲吐者不可下之

凡病人有少頃而[illegible]

吐[illegible]（唖）也下降也病人陽氣欲在[illegible]者不可用苦

[illegible]

寒藥降之曰病人欲吐者不可下之

噦而腹滿視其前後知何部不利利之則愈

解見厥陰篇

嘔而胷滿者吳茱萸湯主之

濁陰逆半裏上嘔而胷滿者以吳茱萸大辛大溫氣味威烈能衝半裏上濁陰使之須臾下降生薑辛溫化氣橫行合茱萸威烈之氣溫運半裏陰液使之左開以人參甘寒大棗甘平味濃汁厚和半表陽氣使之右闔曰嘔而胷滿者吳茱萸湯主之

[seal stamp]

吴茱萸湯方見陽明篇

乾嘔吐涎沫頭痛者吴茱萸湯主之

解見厥陰篇

嘔而腸鳴心下痞者半夏瀉心湯主之

腸暢也水氣不能從子暢行於左逆半裏上嘔

而鳴地氣不能從子上交於天致心下痞曰嘔

主半夏瀉心湯

而腸鳴心下痞者半夏瀉心湯主之主半夏辛

平降半裏上水逆氣結黄連黄芩苦寒外堅金
水表陰固陽於裏水氣逆半裏上半裏下土冷
氣寒以甘草乾薑甘温氣味温土之陰氣從子
左開以人參大棗多汁助土之液以和其陽陽
内固中土陰陽氣液左右上下交通其痞自解
右七味象陽數得陰復於七以水一斗象地天
生成十數煮取六升象陰數得陽變於六去滓

再煮取三升象三陽陽數復於裏温服一升日

三服象一陽陽數開於子復於表

半夏瀉心湯方見太陽篇第六卷

乾嘔而利者黄芩加半夏生薑湯主之

乾燥也半裏下陰液不能區别轉運半表上以

固其陽半表上氣燥不潤則乾嘔而陰液無陽

注黄芩加半夏生姜湯曰乾嘔而利者黄芩加半夏生薑湯主之

氣上舉則從半表下下利主黄芩苦寒甘草極

甘大棗甘平多汁苦甘氣味合化陰氣固半表上陽氣闔午以芍藥苦平疏泄土氣加半夏生薑降逆散結轉運水氣右六味象陰數得陽變於六以水一斗象地天生成十數煮取三升去滓溫服一升象陽數復於裏日再夜一服象二陰偶陽開於子

黃芩加半夏生薑湯方 見太陽篇第六卷

諸嘔吐穀不得下者小半夏湯主之

於水逆半裏上從口嘔吐穀不得降者主半夏生薑降半裏上水逆氣結（主姜夏湯）曰諸嘔吐穀不得下者小半夏湯主之

小半夏湯方 見痰飲篇

嘔吐而病在膈上後思水者解急與之思水者猪苓散主之

上下之對也嘔吐因病飲陰居膈上嘔吐後思
水者是膈間飲陰除半裏下陰土之液未能上
注稍差偽
潤陽土之燥急與水飲之和陽氣闔午日嘔吐
而病在膈上後思水者解急與之思水者猪苓
散主之猪苓茯苓淡通陰土之陰白术甘溫培
陰土之液右三味為散飲服方寸匕日三服布
陰土之液和陽氣回還表裏毋使新飲之水再

停爲飲也

猪苓散方

猪苓　茯苓　白术各等分

右三味杵爲散飲服方寸匕日三服

嘔而發熱者小柴胡湯主之

解見厥陰篇

胃反嘔吐者大半夏湯主之

胃指陽土陽氣也反回還也陽氣回還半表水

主大半夏湯 曰胃反嘔吐者大半夏湯主之

氣逆半裏上嘔吐者重用半夏降半裏上水逆

氣結水逆半裏上嘔吐半表上陽無陰和而氣

燥以人參甘寒蜂蜜甘平和陽氣闔午右三味

象陽數也以水一斗二升象地支十二數也和

蜜揚之二百四十遍象陽數得陰分別四方也

煮藥取二升半溫服一升象二陰偶陽分溫半

表半裏也餘分再服餘饒也使陰液富饒於表陽得陰偶闔於午陰得陽運開於子也曰胃反嘔吐者大半夏湯主之

大半夏湯方

半夏二升　人參三兩　白蜜一升

右三味以水一斗二升和蜜揚之二百四十遍煮藥取二升半温服一升餘分再服

食已即吐者大黄甘草湯主之

已畢也食畢即吐者此陽土之氣實於表食入胃中穀氣不能從右下降胃實不通而氣逆逆

一主大黄甘草汤曰食已即吐者大黄甘草湯主之

則嘔出以大黄苦寒氣泄疏陽土氣實固陽右降食畢嘔出土氣不足於裏以甘草極甘味厚氣濃培裏之土氣右二味以水三升煮取一升分温再服象二陰偶陽闔午從子左開分温表

裏也

大黄甘草湯方

大黄四兩 甘草一兩

右二味以水三升煮取一升分温再服

胃反吐而渴欲飲水者茯苓澤瀉湯主之

胃[illegible]而作

陽氣回還半表吐於外無陰土陰液上潤陽土

主之[illegible]曰胃反吐而渴欲飲水者茯苓澤瀉湯主之

之燥而口渴欲飲水者主重用茯苓取其氣濃

易降先通陰土之陰澤寫甘寒後入煮取其氣
輕易升上固陽土之陽白朮甘温培其土液陽
氣回還半表舒於外不足於内以甘草桂枝生
薑辛甘温氣味合化陽氣温半裏經道之陰右
六味以水一斗煮取三升内澤寫再煮取二升
半温服八合日三服象陽數得陰偶之還半裏
蒸水土之陰變於六也陰數得陽蒸之還半表

正於八也

茯苓澤寫湯方

茯苓半觔 澤寫四兩 甘草 桂枝各二兩

白朮三兩 生薑四兩

右六味以水一斗煮取三升內澤寫再煮取二升半温服八合日三服

吐後渴欲得水而貪飲者文蛤湯主之兼主微風脈

緊頭痛

吐舒也後半裏也陽氣外舒半表半裏陰土之水未能外濟其陽陽土氣燥不潤證口渴欲得水飲而貪飲不休者所飲之水得陽氣耗去半裏所停之水未能外達半表和陽闔午曰吐後渴欲得水而貪飲者文蛤湯主之文蛤鹹平合石膏辛寒甘草甘平大棗多液固半表上陽氣

内闔半裏下以和其陰麻黄苦温生薑辛温開
半裏下水氣外達半表上以和其陽陽土氣燥
於表關節之陰不利以杏仁苦温滋潤滑利關
節之陰右七味象陽數得陰復於七以水六升
象陰數得陽變於六煮取二升温服一升象二
陰偶陽開於子陰土水氣外通半表其陽即進
半裏曰汗出即愈微無也風陽氣也半裏脉道

之陰無陽氣左舒半表其脉緊半表脉道之陽無陰氣右固半裏半裏上頭部之陰不通其頭痛此方亦兼治之曰兼主微風脉緊頭痛

文蛤湯方

文蛤五兩　麻黄　甘草　生薑各三兩

石膏五兩　杏仁五十粒　大棗十二枚

右七味以水六升煮取二升温服一升汗出即

愈

乾嘔吐逆吐涎沫半夏乾薑散主之

吐逆吐字讀上聲吐出也吐涎沫吐字讀去聲吐嘔也陽氣外出陽無陰和其氣逆於表則乾嘔陰無陽溫其陰逆於裏則嘔涎沫曰乾嘔吐逆吐涎沫半夏乾薑散主之半夏辛平降逆上陽氣乾薑辛溫降逆上陰氣右二味杵為散取

[illegible]

方寸匕漿水一升半煮取七合布陰土之液從子左開半表陽數得陰復於七闔於午頓服之取其氣濃速降逆上之陰陽也

半夏乾薑散方

半夏　乾薑各等分

右二味杵為散取方寸匕漿水一升半煮取七合頓服之

金匱指歸　嘔吐噦下利卷之九　圭

病人胷中似喘不喘似嘔不嘔似噦不噦徹心中憒憒無柰者生薑半夏湯主之

胷中半裏上也喘嘔噦水逆也徹通也心中土中也憒憒亂也水逆半裏上氣道降令不利致似喘似嘔似噦陽氣從土中外通逆於表陽無陰和水逆半裏上陰無陽溫表裏陰陽氣逆神志憒亂難言（一主生姜半夏湯）曰病人胷中似喘不喘似嘔不嘔

似噦不噦徹心中憒憒無柰者生薑半夏湯主之重用生薑汁取辛溫味濃下降入土中疏泄水氣從子左開外和其陽半夏辛平散結降逆上陽氣從午右闔內溫其陰右二味以水三升象二陰偶陽煮半夏取二升內生薑汁煮取一升半象二陰偶陽還半裏半表也小冷分四服日三夜一象陰數固陽開益子也嘔止停後服

謂水氣從左區別不逆半裏上而嘔即停後服

生薑半夏湯方

半夏半升　生薑汁一升

右二味以水三升煮半夏取二升内生薑汁煮取一升半小冷分四服日三夜一嘔止停後服

乾嘔噦若手足厥者橘皮湯主之

半裏陰液不左行半表陽土氣燥不潤其陽逆

於表不順於裏則乾嘔噦半表陽氣得陰不短
於手兩手不寒半裏陰氣得陽不短於足兩足
不寒陽土氣燥陰土氣寒表裏陰陽之氣不相
接續則手足厥〔主橘仍例〕曰乾嘔噦若手足厥者橘皮湯
主之橘皮苦温氣香合生薑辛温入半裏土中
疏泄陰氣左行陽土得陰潤其氣順而不逆手
足不寒右二味以水七升奚二陰偶陽復於七

金匱指歸　嘔吐噦下利卷之九　十七

煮取三升温服一升象三陽得陰復於一下咽即愈謂底下之陰上通於咽其陽即進於裏

橘皮湯方

橘皮四兩 生薑半斤

右二味以水七升煮取三升温服一升下咽即愈

噦逆者橘皮竹茹湯主之

陽土氣燥不潤其氣逆於表不順於裏而呃曰（注杉作乎乃局）
噦逆者橘皮竹茹湯主之橘皮苦溫氣香合生
薑辛溫入半裏土中疏泄陰氣左行竹茹人參
甘寒甘草大棗甘平多液潤陽土之燥固陽於
裏右六味以水一斗象陰數得陽變於六煮取
三升溫服一升日三服象陽數得陰還於一復
於七

橘皮竹茹湯方

橘皮二斤　竹茹二升　大棗三十枚

生薑半斤　甘草五兩　人參一兩

右六味以水一斗煮取三升温服一升日三服

夫六府氣絶於外者手足寒上氣脚縮五藏氣絶於內者利不禁下甚者手足不仁

六陰數也府軀殼也絶斷短也陰數得陽變於六

其陰外温不斷於表陰數不能得陽變於六手足不温曰夫六府氣絶於外者手足寒縮退也五土數也藏藏也禁止也下底下也在上陽氣退藏於土不斷於裏陰液得陽利於表不止於裏在上陽氣退而不藏陽斷於內陰於表不於表疵下陰無陽温至甚者外應手足不仁曰土氣脚縮五藏氣絶於內者利不禁下甚者手

足不仁

下利脈沉弦者下重脈大者為未止脈微弱數者為欲自止雖發熱不死

下利手足厥冷無脈者灸之不溫若脈不還反微喘者死少陰負趺陽者為順也

下利有微熱而渴脈弱者今自愈

下利脈數有微熱汗出今自愈設脈緊為未解

下利脈數而渴者今自愈設不差必圊膿血以有熱故也

以上五條解見厥陰篇

下利脈反弦發熱身汗者愈

弦數也陰液利半表下不利半表上脈中陽無陰和而數肌表陽無陰固而發熱陰液屈伸半表上不利半表下脈中陽得陰和肌表陽得陰

固下利脉數發熱自愈曰下利脉反弦發熱身汗者愈

下利氣者當利其小便

氣濁氣也陰液利半表下於利時先行其濁氣者主温利半裏下陰氣上行半表上則愈曰下利氣者當利其小便

下利寸脉反浮數尺中自濇者必圊膿血

下利清穀不可攻其表汗出必脹滿

下利脉沉而遲其人面少赤身有微熱下利清穀者

必鬱冒汗出而解病人必微厥所以然者其面戴陽

下虛故也

下利後脉絶手足厥冷晬時脉還手足温者生脉不

還者死

下利後腹脹滿身體疼痛者先温其裏乃攻其表温

裏宜四逆湯攻表宜桂枝湯
四逆湯方見太陽篇第二卷
桂枝湯方見太陽篇第一卷
以上五條解見厥陰篇
下利三部脉皆平按之心下堅者急下之宜大承氣
湯
平成也表陽無陰和失春生夏長之氣裏陰無

陽温失秋冬收藏之氣陰液從半表下下利表
陽無陰和助其生長裏陰無陽温助其收藏上
中下三部脉道皆成為秋氣曰下利三部脉皆
平按止也之指脾土陰也陽氣陰液止於表脾
土之陰不温不疏堅結於裏者急温疏脾土之
陰適大承氣湯温多寒少之理内疏土氣外固
其陽曰按之心下堅者急下之宜大承氣湯

下利脈遲而滑者實也利未欲止急下之宜大承氣湯

陰液從半表下下利半裏脈中陰失陽運其氣滯陰液從半表下下利陽無陰固而滑者其陽氣充實於上也曰下利脈遲而滑者實也利上之陽未能繼續半裏下基土中急温疏脾土之陰適大承氣湯寒少温多之理內疏土氣外固

其陽曰利未欲止急下之宜大承氣湯
下利脉反滑者當有所去下乃愈宜大承氣湯
陰液從半表下下利脉道中陽氣無陰內固反
滑半表上者主得陽氣至半裏所去藏於卯溫疏
半裏下脾土之陰陽氣乃前進於裏適大承氣
湯溫多寒少之理內疏土氣外固其陽曰下利
脉反滑者當有所去下乃愈宜大承氣湯

下利已差至其年月日時復發者以病不盡故也當

下之宜大承氣湯

已止也以者會也人身陰液下利傷之年盡運利止以會利止之陰陽年

人身陰液藏己土中己土陰土也差不齊也半

未歸元足於土中下利諸作或至年或月或日或時而發此理也年運也

裏土陰土得太陽太氣疏之陰液陽氣則從子

人居之時合中之年陰陽千古之理如陽氣隨運之時而運不足周回於土中或至一周

齊半表土陽土得太陰太氣固之陰液陽氣

以陰陽而利月陰也陽氣不足於一月中或居日而利日陽也陽氣不足於一日中或居

則從半齊半裏土陰土失陽疏陰液從半表

日而利陽氣不足於一時中或居時而利年皆因陰土失陽疏未充足候運於土中不能

下下利陽氣從半表土不還己土中疏其陰齊

於午申下利已差至來也其指陽氣也午進也（極子極午於病已陰也）用陰也日陽也時期也盡極也陰土不疏陰液從半表下下利來陽氣前進半表上無陰固之其陽不能期時闔午藏而復於裏使陰土之陰者闔半表上陽氣不能得陰闔於午極於午故也當溫疏半裏下土實外固半表上陽氣適大承氣湯溫多寒少疏陰土氣實之理曰至其年（下利已差）

月日時復發者以病不盡故也當下之宜大承
氣湯
下利譫語者有燥屎也小承氣湯主之
解見厥陰篇
小承氣湯方見陽明篇
下利便膿血者桃花湯主之
解見少陰篇

桃花湯方見少陰篇

熱利下重者白頭翁湯主之

解見厥陰篇

白頭翁湯方見厥陰篇

下利後更煩按之心下濡者為虛煩也梔子豉湯主之

解見厥陰篇

梔子豉湯 見太陽篇

下利清穀裏寒外熱汗出而厥者通脈四逆湯主之

解見厥陰篇

通脈四逆湯方 見厥陰篇

下利肺痛紫參湯主之

肺應皮毛屬金主天氣痛不通也金體氣寒陽

氣行於表得土之陰液助之則溫〔肺氣〕通而不寒陰

氣行於裏得火之陽氣助之則溫通而不寒陰液從半表下下利陽氣行於表無陰助之金體之陰不通而痛曰下利肺痛紫參湯主之紫水火間色也主紫參苦寒固陽氣行於裏蒸陰土陰液外通半表以助其陽火能生土土能藏陽陽氣行於表陰液從半表下下利土味不足於裏以甘草極甘培之使陽内藏右二味以水五

升象二陰偶陽藏於土中先煮紫參取二升内甘草煮取一升半分温三服象二陰偶一陽分温半表半裏也

紫參湯方

紫參半斤　甘草三兩

右二味以水五升先煮紫參取二升内甘草煮取一升半分温三服

氣利訶黎勒散主之

氣利謂其氣不能環抱表裏從半表下穀道旁下泄日氣利（主訶黎勒散）訶黎勒散主之主訶黎勒散粥飲和頓服取酸濇氣温斂其氣布於上毋使下泄也

訶黎勒散方

訶黎勒十枚煨

右一味爲散粥飲和頓服

宋蘇頌曰令嶺南皆有而廣州最盛形似梔子橄欖青黃色皮肉相著七八月實熟時采六路者佳

唐蕭炳曰波斯舶上來者六路黑色肉厚者良六路即六稜也雷斅曰訶黎勒文只有六路或多或少並是雜勒形圓而路文或八路至十三

路號曰柳精勸濇甚不堪用

瘡癰腸癰浸滛篇

諸脉浮數應當發熱而反洒淅惡寒若有痛處當發其癰師曰諸癰膿（腫）欲知有膿無膿以手掩腫上熱者為有膿不熱者為無膿

於陽氣浮外無陰固之脉浮無陰和之脉數應當發熱而反洒淅惡寒不發熱此非陽氣浮外是肌絡中陰液壅滯其陽前進不利致脉浮數

壅滯之處失其陽温致惡寒壅滯之處不通致
痛此痛處當發其癰曰諸脉浮數應當發熱而
反洒淅惡寒若有痛處當發其癰於陰液壅滯
而腫欲知壅滯之液成膿未成膿以手掩其腫
處腫處熱者壅滯之液得陽氣蒸化爲膿成不
熱者壅滯之液未得陽氣蒸化其膿爲之未成
曰諸癰腫欲知有膿無膿以手掩其腫上熱者

為有膿不熱者為無膿

腸癰之為病其身甲錯腹皮急按之濡如腫狀腹無積聚身無熱脉數此為腸内有膿薏苡附子敗醬散主之

腸詳也暢也癰壅也 之為二字詳明陰液壅滯腹裏為病之所以然也陰液壅滯腹裏不能暢行於表皮膚不潤燥如鱗甲曰腸癰之為病其

身甲錯濡軟而不鞕也積聚鞕而不軟也陰液壅滯腹裏腹皮急而不寬以手按之軟而不鞕如腫狀此腫非積聚也曰腹皮急按之濡如腫狀腹無積聚腸內有癰膿之腸字恐腹字譌內裏也陽氣未浮於外身不熱陰液壅滯腹裏其陽前進不利致脈數此為腹裏有陰液壅滯成膿（注蓋參沖之脈相呈數）曰身無熱脈數此為腹內有癰膿意故附子

敗醬散主之腹裏陰液壅滯主薏苡仁甘淡體
重氣輕敗醬苦平而有陳醬氣合附子辛溫內
通壅滯之陰右三味杵為散取方寸匕以水二
升煎減半象陽數得二陰偶之頓服小便當下
取其氣濃下行布腹裏壅滯之液從半表下穀
道旁泄出

薏苡附子敗醬散方

金匱指歸　瘡癰腸癰浸滛卷之九　三

敗醬草名非醬坊之敗醬也

薏苡仁十分　附子二分　敗醬五分

右三味杵為散取方寸匕以水二升煎減半頓

服小便當下

腫癰者少腹腫痞按之即痛如淋小便自調時時發

熱自汗出復惡寒其脈遲緊者膿未成可下之脈洪

數者膿已成不可下也大黄牡丹湯主之

腫從肉從重肉中陰液壅滯為腫癰少腹肉中

四時得一周元
三四時也

陰液壅滯而腫地天氣隔不通而痞以手按其
腫處即痛尿出點滴如淋曰腫癰者少腹腫痞
按之即痛如淋陰液壅滯半裏下自和不尿出
點滴如淋惟四時之陽氣不能期復於裏以運
其陰陽無陰和浮外發熱曰小便自調時時發
熱陽得陰助其氣温陰液外出毛竅為汗陽氣
往來表裏無陰助之其氣不温而惡寒曰自汗

出復惡（寒）脈道陽氣無陰助之遲滯於表腹裏之陰無陽舒之緊結於裏其液壅滯腹裏尚未成膿可用薏苡附子敗醬散溫通壅滯之液從穀道旁下出曰其脈遲緊者膿未成可下之脈道中陽氣洪數不緊者其液壅滯腹裏成膿不可（非）用薏苡附子敗醬散下之也（可健愈矣大黃牡丹湯）曰脈洪數者膿已成不可下也大黃牡丹湯主之大黃苦寒牡丹辛

寒芒硝鹹寒外固陽氣於裏内除壅滯之膿陰液壅滯腹裏非生氣不能流通物之生氣皆在於仁桃仁味苦微甘合冬瓜仁味淡能入壅滯之處和之泄之右五味以水六升煮取一升象陰土之陰得陽氣變於六復於一也去滓内芒硝再煎頓服之取其氣濃下行最速有膿當從半表下穀道旁泄出如無膿當下血此六字恐

非原文下少腹瘀血非抵當湯中蝱蟲水蛭合桃仁大黄不可此是後學疑惑丹皮桃仁有破血之能誤添其註脚耳明者自知

大黄牡丹湯方

大黄四兩　牡丹一兩　桃仁五十箇　冬瓜仁半升

芒硝三合

右五味以水六升煮取一升去滓內芒硝再煎

頻服之有膿當下如無膿當下血

問曰寸口脉浮微而濇法當亡血若汗出設不汗出者云何曰若身有瘡被刀斧所傷亡血故也

寸口半表上也微細也亡失也半表上脉中陽氣得陰助之不浮不細不濇半表上脉浮細而濇病象當失血或汗出設未汗出其脉浮細而濇或患瘡出膿過度或被刀斧所傷去血過度

脉中陽氣失陰助之故也曰寸口脈浮微而濇法當亡血若汗出設不汗出者何云何曰若身有瘡被刀斧所傷亡血故也

病金瘡王不留行散主之

金瘡被刀斧戕賊其肌也刀斧戕賊其肌氣血外泄雖有王命不能止其血之不外泄也主王不留行散主王不留行散曰病金瘡王不留行散主之不留行散苦平氣味固氣血内縈於裏以甘温氣味外生其肌 王不留行苦平微甘蒴藋細葉苦平芍藥苦平黃芩苦寒甘草甘平桑東南根

皮甘寒川椒乾薑辛温厚樸苦温右九味象陽數得陰變於九合治之為散服方寸匕布氣血榮裏毋使外泄也產後去血過度亦可服之

王不留行散方

王不留行十分八月八日采 蒴藋細葉十分七月七日采

甘草十八分 桑東南根白皮十分三月三日采

黃芩二分 川椒三分 厚樸二分 乾薑二分

芍藥二分

右九味，王不留行、蒴藋、桑皮三味燒灰存性，各別杵篩，合治之為散，服方寸匕，小瘡即粉之，大瘡但服之，產後亦可服。

蘇頌曰：蒴藋生田野，所在有之，春抽苗，莖有節，節間生枝，葉大似水芹，春夏采葉，秋冬采莖

排膿散方

枳實十六枚 芍藥六分 桔梗二分

右三味杵為散取雞子黃一枚以藥散與雞子黃相等揉和令相得飲和服之日一服

土疏氣運則膿行枳實臭香形圓化陰土之濁陰芍藥苦平疏泄土氣桔梗微辛微溫開提氣滯雞知時畜也黃土色也以雞子黃團聚土中氣液轉運表裏不失其時也

排膿湯方

甘草二兩 桔梗三兩 生薑一兩 大棗十枚

右四味以水三升煮取一升温服五合日再服

甘草桔梗生薑開通地脉助土氣以行膿膿乃

土之液化膿多液少土氣不潤以大棗多汁助

土之液

浸淫瘡從口起流向四肢者可治從四肢流來入口

者不可治浸淫瘡黃連粉主之
浸淫瘡乃肌中溼水外溢浸漬成瘡其瘡從口流向四肢者此裏之生氣充足陰陽氣液可治子午曰浸淫瘡從口起流向四肢者可治其瘡從四肢流來入口者此裏之生氣不足陰陽氣液不治子午曰從四肢流來入口者不可治黃連味苦色黃苦爲火味黃爲土色以火土氣味

燥溼生肌　用浸滛瘡黄連粉主之

方未見想是以黄連一味為細末撲之

趺蹶手指臂腫轉筋狐疝蚘蟲篇

師曰病趺蹶其人但能前不能卻刺腨入二寸此太陽經傷也

趺足也蹶瘻也卻退也刺責也腨足肚也入內也二太(丙)陰也寸(忖也)從又從十瘻足瘻其人兩足但能置於前不能退於後陽得陰偶不損於下責

(素而蹶趾肚內性度之之此瘻是太陽經中遇手挃於下也)

足肚內三陰不能偶陽復於下此瘻是太陽經

中陽氣損下也曰病趺蹶其人但能前不能卻刺腨入二寸此太陽經傷也

病人常以手指臂腫動此人身體瞤瞤者藜蘆甘草湯主之

肌絡中陰液得陽氣營運不為瘀涎絡中陽氣得陰液固之則靜而不動肢臂中陰液常失陽氣營運而腫肌絡中陽氣常失陰固而跳動曰病人常以手指臂腫動此彼之對彼肢臂中陰

液常失陽氣營運為痰涎其人身陽氣屈伸表裏次第上下陽失陰固而瞤瞤曰此人身體瞤瞤者藜蘆甘草湯主之藜蘆氣味辛平涌泄肢臂處留滯之液甘草甘平味厚氣濃和表裏絡中陽氣

手指臂屬半表上之肢末肌絡中有痰涎不能作汗從毛竅出非涌吐不除勿疑手指臂處無

痰涎勿疑手指臂處之痰涎不能從口涌出當知人身經絡中無一處不相通也此方分兩鈌味數未鈌明者自知

轉筋之為病其人臂腳直脈上下行微弦轉筋入腹者雞屎白散主之

臂半表也腳半裏也（臂主表也腳主裏也）轉運也筋從肉從力肉陰也力陽也陰得陽則舒陽得陰則運之為指陽

偏半表無陰固之運行半裏陰偏半裏無陽舒之運行半表臂脚之筋直而不曲曰轉筋之為病其人臂脚直微無也弦數也半表脉道陽氣上下行陽無陰和而數曰脉上下行微弦難知時畜也在卦屬巽在星應昴在地支屬卯屎白性寒能轉運半表脉中陽氣內於腹裏不失其時

主雞矢白散

曰轉筋入腹者雞屎白散主之取方寸匕以水

六合温服象陰數得陽變於六

雞屎白散方

雞屎白為散取方寸匕以水六合和温服

陰狐疝氣者偏有大小時時上下蜘蛛散主之

狐孤也疝腹痛也陰狐無陽而腹痛氣墜囊中者或左或右大小不同卧時則上立時則下曰

主蜘蛛散

陰狐疝氣者偏有大小時時上下蜘蛛散主之

蜘蛛氣味微寒晝隱夜現懸網若魚罾取蜘蛛象形入陰分桂枝辛温旋轉陰氣環抱表裏毋使氣墜於下也右二味爲散取八分一匕飲和服日再象二陰偶陽分運表裏也

蜘蛛散方

蜘蛛十四枚 熬焦　桂枝半兩

右二味爲散取八分一匕飲和服日再蜜丸亦

可

問曰病腹痛有蟲其脉何以别之曰腹中痛其脉當
沉若弦反洪大故有蚘蟲
沉裏（細）也弦數也洪大數之甚也蚘藏胃中得脾
土陽氣温養蟲安於胃而腹不痛脾土陰失陽
通而痛半裏脉道之陰無陽氣温升而沉（細）半表
脉道之陽無陰氣清降或數其陽反數甚於表而洪大

則上熱下寒蟲不安其居就暖上逆故有嘔蚘

腹痛病（問曰病腹痛有蟲其脈何以別之）曰腹中痛其脈當沉若弦反洪大故有

蚘蟲

蚘蟲之為病令人吐涎心痛發作有時毒藥不止者

甘草粉蜜湯主之

心土藏也蚘蟲為病之所以然是病陽氣浮外

虛內土藏氣寒蚘藏胃中失其溫養蚘動吐涎

土之陰不通則痛曰蚘蟲之為病令人吐涎心痛陽氣內藏蚘得溫養不吐涎不腹痛陽氣外浮蚘失溫養則吐涎腹痛其痛興起質乎其時曰發作有時粉謂米粉也非謂鉛白粉也五味偏勝謂之毒服烏梅圓偏勝氣味蚘動吐涎腹痛不止者土之氣味不足於裏偏勝之藥焉能治之（注曰子和字偏）以甘草白米粉白蜜培其土味以安其蚘

曰毒藥不止者甘草粉蜜湯主之右三味以水三升先煮甘草取二升象陽數得陰偶之去滓内粉蜜攪令和煎如薄粥温服一升象陽數藏於土開於子腹不痛涎不吐即止後服

甘草粉蜜湯方

甘草二兩　白粉一兩　白蜜四兩

右三味以水三升先煮甘草取二升去滓内粉

蜜攪令和煎如薄粥温服一升差即止

蚘厥者當吐蚘今病者靜而復時煩此為藏寒蚘上入膈故煩須臾復止得食而嘔又煩者蚘聞食臭出其人當自吐蚘蚘厥者烏梅丸主之

論註方註見厥陰篇

傷寒雜病論金匱指歸卷之九

金匱指歸 癸

傷寒雜病論金匱指歸卷十

婦人妊娠篇

師曰婦人得平脉陰脉小弱其人渴不能食無寒熱名妊娠桂枝湯主之於法六十日當有此證設有醫治逆者却一月加吐下者則絶之

陰脉指半裏也妊身懷孕也娠動也半表脉道之陽得陰助之則平半裏脉道之陰得陽助之

則平曰婦人得平脉半裏陰失陽助其脉小弱半表陽失陰助其人渴不能食無陽氣外浮不寒熱明婦人懷孕胎之陰未得陽氣溫養助之能動也主桂枝湯辛甘溫氣味溫疏土之陰養其胎氣曰陰脉小弱其人渴不能食無寒熱名妊娠桂枝湯主之法常也六十日兩月也却止也一陽也月陰也加重也絕斷也於婦人經期

一月一至不失其常兩月經期不至胎之陰未得陽氣溫養助之能動當有此陰脉小弱其人渴不能食無寒熱之的證假令得此以意會之和陰陽於表裏逆者止一陽陽氣於表不入半裏〻陰中裏陰重複陰氣逆半裏上從口嘔吐陰氣逆半表下從穀道旁下利胎失陽氣溫養其胎則斷而不續也曰於法六十日當有此證

金匱指歸　婦人妊娠卷之十二

設有醫治逆者却一月加吐下者則絶之

婦人宿有癥病經斷未及三月而得漏下不止胎動在臍上者此為癥痼害妊娠六月動者前三月經水利時胎也下血者後斷三月衃也所以血不止者其癥不去故也當下其癥桂枝茯苓丸主之

宿素也癥腹中血結病也上下之對也此彼之對也痼久固之疾害患也婦人素有腹中血結病

經水斷時未至三月而得經水漏下不止彼胎動在臍上此為腹中血結痼疾患在臍下曰婦人宿有癥病經斷未及三月而得漏下不止胎動在臍上者此為癥痼害衃凝血也妊娠六月動者前三月經水和利應時而斷胎也漏下後經水斷腹中有結凝血也所以漏下不止者此凝血不去故也當下其凝血曰妊娠六月動者

主桂枝茯苓丸

前三月經水利時胎也下血者後斷三月衃也所以血不止者其癥不去故也當下其癥桂枝茯苓丸主之桂枝辛溫通半裏下經絡之陰茯苓淡甘通陰土之陰芍藥苦平疏泄土氣丹皮辛寒桃仁苦甘外固陽氣於裏內行凝結之陰

右五味象土數也末之煉蜜丸如兔屎大每日食前服一丸不知加至三丸象陽數以運其凝

結之血也

桂枝茯苓丸方

桂枝　茯苓　丹皮　桃仁去皮尖熬

芍藥各等分

右五味末之煉蜜丸如兔屎大每日食前服一

丸不知加至三丸

婦人懷妊六七月脉弦發熱其胎愈脹腹痛惡寒少

腹如扇所以然者子藏開故也當以附子[湯]温其藏

弦數也發熱陽氣浮也脉道中陽氣無陰和之

而數無陰固之而熱曰婦人懷妊六七月脉弦

發熱脉道中陽氣浮胎居腹裏脚土之陰無陽

氣温通在長曰其胎愈脹腹痛惡寒陰之至甚

少腹陣陣作冷如扇狀所以然者陽氣不還半

主附子湯

裏從子左開故也曰少腹如扇所以然者子藏

子藏括子宮也

開故也當以附子湯溫其藏

附子湯方見少陰篇

師曰婦人有漏下者有半產後因續下血都不絕者有妊娠下血者假令妊娠腹中痛為胞阻膠艾湯主之

有經水下行不斷者有半產後下血不斷者有懷妊下血者告戒後學懷妊下血腹中痛為胞

、主膠艾湯曰婦人有漏下者有半產後因續下血都不絕者有妊娠下血者假令妊娠腹中痛為胞阻膠艾湯主之

外血少土氣不疏土液不足作痛主阿膠甘草甘平地黃甘寒多汁助土之液益胞脉之陽艾葉苦温芍藥苦平芎藭當歸辛温疏土之氣通胞脉之陰右七味象陽數得陰復於七酒乃穀之精華釀成以水五升清酒三升合煮取三升象陰陽氣液藏於土中營行脉中衛行脉外不失生生氣化之機去滓內膠令消盡温服一升

乾地黃得天之太陰而火之氣輕乾使純陰之精得純陽之氣爆之正火之氣切不可用熟地黃除地黃等

日三服象陽數得陰開於子闔於午不差更作
服

膠艾湯方

乾地黃六兩　芎藭　阿膠　甘草各二兩
艾葉　當歸各三兩　芍藥四兩

右七味以水五升清酒三升合煮取三升內膠
令消盡溫服一升日三服不差更作服

婦人懷妊腹中㽲痛當歸芍藥散主之

㽲（痛）腹中急痛也婦人懷妊腹中急痛乃陰土絡中血滯氣不疏也（主當歸芍藥散故曰婦人懷妊腹中㽲痛當歸芍藥散主之）主當歸苦溫芎藭辛溫通絡中血滯茯苓淡甘通陰土之陰澤瀉甘寒形圓輸轉土中水氣芍藥苦平疏泄土氣白朮甘溫培其土液右六味象陰數得陽變於六杵為散取方寸匕酒和日三服布陰血陽氣環抱表裏

毋滯陰土絡中也

當歸芍藥散方

當歸　芎藭　芍藥一斤

茯苓　白朮各四兩　澤瀉半斤

右六味杵為散取方寸匕酒和日三服

妊娠嘔吐不止乾薑人參半夏丸主之

水逆半裏上從口嘔吐是脾土氣寒水逆半裏

上半表上胃土氣燥主乾薑辛温温脾土之陰養其胎氣半夏辛平降半裏上水逆氣結人參甘寒益土之液以和其陽右三味末之以生薑汁糊為丸梧子大飲服十丸日三服象陰陽氣液口轉八方合地天生成十數環抱表裏毋使水逆也

（旁批：主乾薑人參半夏丸　婦人妊娠嘔吐不止乾薑人參半夏丸主之）

乾薑人參半夏丸方

乾薑一兩 人參一兩 半夏二兩

右三味末之以生薑汁糊為丸梧子大飲服十丸日三服

妊娠小便難飲食如故當歸貝母苦參丸主之

懷孕胎動半裏水氣下行為尿不易飲食如故

主當歸貝母苦參丸曰妊娠小便難飲食如故當歸貝母苦參丸主之

此非水氣有餘於裏乃血液不足於裏主當歸苦溫多汁助土之液貝母辛平苦參苦寒解金

金匱指歸 婦人妊娠卷之十八

水之鬱結固陽氣於裏通利水道之陰

當歸貝母苦參丸方

當歸　貝母　苦參各四兩

右三味末之煉蜜丸如小豆大飲服三丸加至十丸

妊娠有水氣身重小便不利洒淅惡寒起即頭眩葵子茯苓散主之

水氣盛於陰土
陰土太陰脾土也
脾土陰其太陰肺
金不注毫毛為
之洒淅惡寒

水藏陰土中得陽氣循經道從子左開從午右闔水氣滑利表裏其身輕而不重陰土中水氣失子午開闔之陽滑利表裏其身重而不輕曰妊娠有水氣身重水氣不利半表又不利下為屎水氣盛於陰土毫毛為之洒淅惡寒曰小便不利洒淅惡寒卧則氣下立則氣上在下水氣不上舉於立時在上陽氣無陰固之則頭為之

眩亂曰起即頭眩葵子茯苓散主之爾雅翼云

主葵子茯苓散

天有十日葵與之終始故葵從癸説文葵衛也葵葉向日不令照其根揆葵葉向陽衛陰之意主重用葵子甘寒氣味向陽衛陰滑利陰土水氣茯苓甘淡內通陰土之陰右二味杵為散飲服方寸匕日三服小便利則愈彖二陰偶陽布土中水氣滑利表裏下行為尿則愈

葵子茯苓散方

葵子一升 茯苓三兩

右二味杵為散飲服方寸匕日三服小便利則愈

婦人妊娠宜常服當歸散主之

[illegible]高師按曰婦人妊娠宜常服當歸散主之

胎生於陽長於陰常服當歸散和利土中陰陽氣血當歸苦溫多液白朮甘溫多液益土之陰

以生其陽黄芩苦寒氣薄固陽於裏以長其陰土以疏為補以芍藥苦平氣泄疏之血以温為補以芎藭辛温氣味温之右五味象土數也杵為散酒服方寸匕日再服象土中陽氣得陰偶之環抱表裏不失常也

當歸散方

當歸　黄芩　芍藥　芎藭各一斤

白术半斤

右五味杵為散酒服方寸匕日再服妊娠常服

即易產胎無疾苦產後百病悉主之

妊娠養胎白术散主之

主白术散 曰妊娠養胎白术散主之

胎得陽則生得陰則長主白术甘温益土之陰

蜀椒辛温氣香化土之濁益土之陽芎藭辛温

運血中氣滯牡蠣鹹平固土之陽右四味杵為

散酒服一錢匕日三服夜一服象陰陽氣液從中土營運四方不失其時凡苦腹痛加芍藥疏泄土氣心下痛倍加芎藭運血中氣滯心煩吐痛不能飲食加細辛一兩半夏大者二十枚以醋漿水服濕舒半裏下陰氣從子左開則不痛清降半裏上水逆氣結陽氣從午右闔則不煩升降氣和則能飲食若嘔以醋漿水服之反不

解者以小麥汁甘平氣味和其中服之嘔已後
渴者以大麥粥服之生胃土之液以和其陽病
雖愈此散仍用酒和常服

白术散方

白术 芎藭 蜀椒炒出汗 牡蠣各三分

右四味杵為散酒服一錢匕日三服夜一服但
苦痛加芍藥心下痛倍加芎藭心煩吐痛不能

飲食加細辛一兩半夏大者二十枚服之後更以醋漿水服之若嘔以醋漿水服之復不解者小麥汁服之已後渴者大麥粥服之病雖愈服之勿置

婦人傷胎懷身腹滿不得小便從腰以下重如有水狀懷身七月太陰當養不養此心氣實當刺寫勞宮及關元小便微利則愈

凡婦人懷妊腹痛
腰墜重而痛漸了
紅下乃胎之出不
能望固而墜

傷痛也胎得陽則生得陰則長土中陰陽氣利
胎居腹中不痛不滿陰土失陽温生長之氣不
利胎居腹中作痛作滿曰婦人傷胎懷身腹滿
半裏下陰土失陽温生長之氣不利自腰以下
重而不輕若有水狀曰不得小便從腰以下重
如有水狀七陽數也月陰也太陰指天氣也心
氣土氣勞火炎上也宮中也腰臍為關陰陽出

入以關為界元元陽也陽數得陰復於七五氣
下降陽氣當藏內養其胎脈氣不降陽不內藏
胎不得養脾土氣實不疏當責其脾輸不利火
炎於上中土及關元不溫半裏下幽微處之陰
得陽氣溫利則愈曰懷身七月太陰當養不養
此心氣實當刺瀉勞宮及關元小便微利則愈

脾土半

脾土七月肺

婦人產後篇

問曰新產婦人有三病一者病痙二者病鬱冒三者大便難何謂也師曰新產血虛多汗出喜中風故令病痙亡血復汗寒多故令鬱冒亡津液胃燥故大便難

初產婦人病有三等一者血虛於表經道之陰失陽氣和則痙二者半表陽失陰固則其冒三者半表陰少則便難此何故也問曰新產婦人有三病一者病痙二者病鬱冒三者大便難何謂之

新產血虛於裏又多汗出得半表經道陽失陰柔致殭而急曰新產血虛多汗出喜中風故令

金匱指歸　婦人產後卷之十　一

病痓寒陰氣也半裏陰得陽温其氣不寒於表半表陽得陰固其氣不寒於裏亡血復汗表陽無陰固其氣多寒於裏陽無陰固致陽氣鬱覆於首曰亡血復汗寒多故令鬱冒汗與血皆津液也亡血復汗津液内少胃土氣燥不潤致半表陽氣無陰固之而為患曰亡津液胃燥故大便難

產婦鬱冒其脉微弱嘔不能食大便反堅但頭汗出
所以然者血虛而厥厥而必冒冒家欲解必大汗出
以血虛下厥孤陽上出故頭汗出所以產婦喜汗出
者亡陰血虛陽氣獨盛故當汗出陰陽乃復大便堅嘔
不能食小柴胡湯主之
　半裏陰得陽溫其氣不寒於表半表陽得陰固
　其氣不寒於裏產婦亡血復汗表陽無陰固其

氣多寒於裏陽無陰固致陽氣鬱覆於首曰産
婦鬱冒微無也産婦亡血復汗脈道陽氣無陰
助之而弱曰其脈微弱半表陽無陰固逆而嘔
半裏陰無陽温不能化食曰嘔不能食半表陽
氣無陰固之回還半裏裏陰不温而氣堅曰大
便反堅産婦亡血復汗半裏液少不能上和陽
氣外明半表内闔半裏流徧周身曰但頭汗出

諸病之所以然者產婦亡血復汗血虛於裏而
陰短於表陰短於表因病冒冒家欲解必得裏
之陰液前進半表因陽氣內闔半裏曰所以然

[illegible]

者血虛而厥厥而必冒冒家欲解必大汗出以
因也故使之知也因血虛於裏而陰短於表表
陽無陰固謂之孤陽孤陽上出使之知產婦亡
血復汗半裏液少不能上和陽氣流徧周身衹

頭汗出曰以血虛下厥孤陽上出故頭汗出産婦喜汗出者陰血亡於裏陽氣盛於表使當知汗出之所以然陰陽乃復半表陽無陰固回還半裏裏陰不温而氣堅半表陽無陰固逆而嘔半裏陰無陽温不能化食主小柴胡湯運氣益液固陽氣内闔於裏温潤其陰曰所以産婦喜汗出者亡陰血虛陽氣獨盛故當汗出陰陽乃

復大便堅嘔不能食小柴胡湯主之
病解能食七八日更發熱者此爲胃實宜大承氣湯
主之

七八日午未時也病半表陽得陰固回還半裏
鬱冒解不嘔能食至午未時再發熱者此爲陽
氣充實於外不從申至戌上充實於內適大承
氣湯溫多寒少之理外固陽氣於裏內疏陰土

之陰曰病解能食七八日更發熱者此爲胃實宜大承氣湯主之

大承氣湯方見陽明篇

產後腹中㽲痛當歸生薑羊肉湯主之兼主腹中寒疝虛勞不足

產後血液不足於裏裏陰氣迫不利而腹中急

一主當歸生薑羊婦人曰產後腹中㽲痛當歸生薑羊肉湯主之

痛正當歸苦溫多汁溫潤土之陰生薑辛溫化氣橫行疏泄土氣羊肉氣羶化陰土濁陰益土

中血液閉其不利兼主腹中寒疝虛勞不足解
見寒疝
當歸生薑羊肉湯方 見寒疝篇
產後腹痛煩滿不得卧枳實芍藥散主之
腹復也陽氣不來復腹裏陰失陽通而痛陽無
陰和而煩陰失陽疏而滿陽不入陰不得寢息
主枳二實芍一主藥
曰產後腹痛煩滿不得卧枳實芍藥散主之枳

實苦溫氣泄燒令黑合芍藥苦平毋使疏泄太過右二味杵為散服方寸匕象二陰偶陽藏於土中並主陰液壅滯成膿大麥粥下之以和其土氣也

枳實芍藥散方

枳實燒令黑勿太過 芍藥等分

右二味杵為散服方寸匕日三服並主癰膿大

麥粥下之

師曰產婦腹痛法當以枳實芍藥散假令不愈者此為腹中有瘀血著臍下宜下瘀血湯主之亦主經水不利

產婦腹痛病彖當以枳實芍藥散溫疏土氣假

若此也

主下瘀血湯曰產婦腹痛法當以枳實芍藥散假令不愈者有此為腹中有瘀血著臍下宜下瘀血湯主之

令不愈以有瘀血在臍下著而不去以䗪蟲得陰湮中之陽氣而化生能入僻處合大黃桃仁

內運其瘀亦主經血瘀滯於裏（曰亦主經水不利）右三味末之煉蜜和爲四丸以酒一升煑一丸取八合象陽數得陰正於八頓服之取一氣服下得血下如豚肝毋使氣味留連傷其脾氣

下瘀血湯方

大黄三兩　桃仁二十箇　䗪蟲二十枚去足熬

右三味末之煉蜜和爲四丸以酒一升煑取一

丸取八合頓服之得血下如豚肝

產後七八日無太陽證少腹堅痛此惡露不盡不大便煩躁發熱切脈微實更倍發熱日晡時煩躁者不食食則譫語至夜即愈宜大承氣湯主之熱在裏結在膀胱也

七八日午未時也產後至午未時無太陽頭項強痛證少腹堅痛此惡露不盡不有半表陽氣

闔午向幽昧處入申藏酉陽無陰和而煩陰無陽温而躁陽氣浮外無陰固之發熱曰產後七八日無太陽證少腹堅痛此惡露不盡不大便煩躁發熱切按也微無也按脉道陽無陰固則亢實於表加倍發熱曰切脉微實更倍發熱日晡未申時也未申時陽無陰和而煩陰無陽温而躁不食食入於陰長氣於陽食入陰無陽氣

陰呈於表

蒸化陽無陰氣外明則譫語曰日晡時煩躁者
不食食則譫語愈勝也夜為陰至夜陽氣即勝
半裏上不藏半裏下適大承氣湯主寒少温多
之理外固其陽内疏土氣曰至夜即愈宜大承
氣湯主之陽居半裏上不藏半裏下陽氣裏結
四旁無陰固之光明於裏也曰熱在裏結在膀
胱也

金匱指歸　婦人産後卷之十　八

產後風續續數十日不解頭微疼惡寒時時有熱心下悶乾嘔汗出雖久陽旦證續在者可與陽旦湯

續續連綿也解緩也產後陰虛陽浮連綿數十日不有陰緩其陽曰產後風續續數十日不解微無也陰虛陽浮頭部之陰無陽溫通而疼曰頭微疼陰虛陽浮肌體之陰失其陽衛曰惡寒陽無陰緩陽氣時浮於外時發熱曰時時有發熱

心下脾部也陽氣時浮於外脾土之陰失其陽
疏曰心下悶陽氣時浮於外不藏於内以運其
陰半表陽土氣燥不潤半裏水氣無所區别從
口嘔吐從毛竅外出為汗曰乾嘔汗出其病雖
久一陽從子左開浮居半表者可與陽旦湯辛
甘溫氣味溫疏半裏上之陰半裏上陰溫土疏
浮半表下之陽即循經道來復半裏上藏於戼

內運其陰曰雖久陽旦證續在者可與陽旦湯

陽旦湯方

即桂枝湯方不加黄芩

桂枝湯加黄芩
是千金方

產後中風發熱面正赤喘而頭痛竹葉湯主之

巳為陽之正陽得陰固則能回還於巳產後陰虛得陽氣浮半表上無陰固之回還於巳而發熱陽浮半表上半裏上陰氣遏之向顏色赤陽

浮半表上裏之陰不能從子左吐其氣上逆於
口而喘陽浮半表上無陰內固於裏頭部之陰
失陽氣温通而疼曰產後中風發熱面正赤喘（旁注：生竹皮石）
而頭痛竹葉辛寒葛根甘草甘平人參甘寒多（旁注：竹葉湯主之）
液大棗甘平多液固陽氣回還於巳防風甘温
培土氣以固其陽陽浮半表上經道不温以桂
枝辛温通表裏經道之陰陽浮半表上胃脇降

令氣滯以桔梗辛溫開提胸脇氣滯陽浮半表上絡道陰滯以生薑辛溫化氣橫行疏通左右絡道之陰陽浮半表上不足半裏下以附子辛溫溫下焦元陽半表上陽得陰固半裏下陰得陽溫陰陽和於表裏右十味以水一斗象地天生成十數煮取二升半分溫三服覆使汗出象二陰偶陽分溫半表半裏使肌中陰液外通毛

本方中有附子者病重
子痛引項強而不舒
者故用大附子一枚破之
如豆大入前藥中煮
揚去沫而揚者助陽
氣上溫經之也凡再
加大附子一枚

寒也如子時太陽陽開陽氣不足以上溫經道之陰頭項強而不舒者用大附子一枚破之如豆大入前藥中煮揚去沫助陽氣上溫經道也嘔者加半夏半升洗降半裏上水逆氣結

竹葉湯方

竹葉一把　葛根三兩　防風　桔梗
桂枝　人參　甘草各一兩　附子一枚炮

金匱指歸　婦人產後卷之十　十一

生薑五兩 大棗十五枚

右十味以水一斗煮取二升半分溫三服覆使汗出頭項強用大附子一枚破之如豆大入前藥煮揚去沫嘔者加半夏半升洗

婦人乳中虛煩亂嘔逆安中益氣竹皮大丸主之

亂治也陽得陰不虛半表婦人乳子之時胃土陽無陰和虛而煩陽無陰治其氣不降逆而嘔

胃土陽無陰治煩亂嘔逆主竹茹石膏白微辛
寒氣味合化陰氣外固陽氣於裏桂枝甘草大
棗辛甘氣味合化陽氣內安脾土之陰右五味
末之棗肉為丸彈子大飲服一丸日三夜二服
象土中之陰得陽左旋土中之陽得陰右轉若
熱甚於表者倍白微氣寒以固其陽陽氣無陰
液柔潤從午下降煩喘者加柏實甘平氣味潤

白前白微本一物二名之誤考為白前換考為白微

之

竹皮大丸方

生竹茹 石膏各二分 桂枝

白微各一分 甘草七分

右五味末之棗肉和丸彈子大飲服一丸日三

夜二服有熱倍白微煩喘者加柏實一分

產後下利虛極白頭翁加甘草阿膠湯主之

產後便利所利之物皆如白凍亦如白膏

產後陰液從半表下下利半表上陰虛不能和（主白頭翁加甘草阿膠湯曰產後下利虛極白頭翁加甘草阿膠湯主之）陽氣極於午主白頭翁氣味苦溫其質無風反搖有風反靜取之能靜固在上之陽黃連黃蘗秦皮皆苦寒之品苦為火味寒為水氣苦寒氣味固陽氣內藏於土舉在下之陰產後土味血液不足於裏以甘草阿膠甘平氣味益之右六味象陰數得陽變於六以水七升象陽數得陰變

於七煮取二升半内膠令消盡分温三服象二陰偶陽分運半表半裏也

白頭翁加甘草阿膠湯方

白頭翁　甘草　阿膠各二兩

秦皮　黄連　黄蘗各三兩

右六味以水七升煮取二升半内膠令消盡分温三服

婦人雜病篇

婦人中風七八日續來寒熱發作有時經水適斷者此為熱入血室其血必結故使如瘧狀發作有時小柴胡湯主之

婦人傷寒發熱經水適來晝日明了暮則譫語如見鬼狀者此為熱入血室治之無犯胃氣及上二焦必自愈

婦人中風發熱惡寒經水適來得之七八日熱除脉遲身涼和胷脇滿如結胷狀譫語者此為熱入血室也當刺期門隨其實而取之

三條解俱見太陽篇第五卷

陽明病下血譫語者此為熱入血室但頭汗出當刺期門隨其實而寫之濈然汗出者愈

解見陽明篇第

婦人咽中如炙臠半夏厚樸湯主之

婦人陰也臠肉塊也咽胃管也咽因地氣以溫通地氣脾氣也脾氣不能上溫於咽咽中之陰氣不利如有肉塊窒之主半夏辛平降半裏上水逆氣結茯苓淡甘通陰土之陰生薑辛溫疏泄土中水氣厚樸苦溫炙香紫蘇辛溫氣香溫蘇脾氣上通於咽右五味以水七升象土中之

三王才云原本作而曰婦人咽中如炙臠半夏厚樸湯主之

陰得陽數變於七煮取四升分温四服日三服夜一服象陰陽氣液環繞四方三陽得陰闔於午一陽得陰開於子也

半夏厚樸湯方

半夏一升 厚樸三兩 茯苓四兩 生薑五兩 蘇葉二兩

右五味以水一斗煮取四升分温四服日三服

夜一服
婦人藏燥喜悲傷欲哭象如神靈所作數欠伸甘麥大棗湯主之
藏藏也傷憂也陽得陰和藏於邪則神志喜而不悲不憂陰得陽和明於邪則神志喜而不悲不憂表陽失陰和而氣燥情志悲憂欲哭裏陰失陽和而氣燥情志悲憂欲哭病象如神靈所

為曰婦人藏燥喜悲傷欲哭象如神靈所作志倦則欠體倦則伸陽氣欲藏無陰和之內藏則志倦陰氣欲伸無陽和之外伸則體倦曰數欠

一壬廿吉大年手[illegible]

伸甘麥大棗湯主之土得火而生陽氣欲藏不藏土之氣味不足表裏以甘草甘平味厚氣濃培之陰得陽而生陽氣欲藏不藏土之液不足表裏以大棗甘平多液益之小麥氣味甘寒麥

字從來固陽氣來半裏藏邪生陰以固陽也陰陽和於表裏其神志則喜而不悲右三味以水六升象陰數得陽變於六煮取三升溫分三服象三陰三陽和於表裏也亦補脾氣句恐非原文

甘麥大棗湯方

甘草三兩　小麥一升　大棗十枚

右三味以水六升煮取三升分溫三服亦補脾
氣

婦人吐涎沫醫反下之心下痞滿當先治其吐涎沫
小青龍湯主之涎沫止乃治痞瀉心湯主之
口吐涎沫是水氣（右行之下）不從子左行也以意會之囘
還半裏下水氣從子左行曰婦人吐涎沫醫反
下之痞滿是地天氣隔不通也口吐涎沫地天

氣隔不通當先治水使之左行繼治其痞治水
左行主小青龍湯治地天氣交主瀉心湯曰心
下痞滿當先治其吐涎沫小青龍湯主之涎沫
止乃治痞瀉心湯主之
小青龍湯方見太陽篇二卷
瀉心湯方見太陽篇六卷
婦人之病因虚積冷結氣爲諸經水斷絶至有歷年
金匱指歸　婦人雜病卷之十　五

血寒積結胞門寒傷經絡凝堅在上嘔吐涎唾久成
肺癰形體損分在中盤結繞臍寒疝或兩脇疼痛與
藏相連或結熱中痛在關元脉數無瘡肌若魚鱗時
著男子非止女身在下來多經候不匀令陰掣痛少
腹惡寒或引腰脊下根氣衝氣衝急痛膝脛疼煩奄
忽眩冒狀如厥癲或有憂慘悲傷多嗔此皆帶下非
有鬼神久則羸瘦脉虚多寒三十六病千變萬端審

脉陰陽虛實緊弦行其鍼藥治危得安其雖同病脉各異源子當辨記勿謂不然

婦人陰也之往也冷不温也氣陽也為使也陰中陽氣往於表不還於裏裏之陽氣因虛裏陰積而不温裏陰無陽温陰結於裏表陽無陰固陽結於表表裏陰陽不相生使諸經道中陰液血斷而不續曰婦人之病因虛積冷結氣為諸經

水斷絕至極也年進也陽氣極於表質陰氣計進於裏而不前陰無陽溫而血寒陽氣極於表（成石瘤瘕氣之物）其陽不能包裹裏之積陰從子左開曰至有歷（致血滿胞門子戶）年血寒積結胞門寒陰氣也陰得陽則生陰無陽生陰損於下表裏經道不榮曰寒傷經絡上（環繞）下之對也水堅於下其水氣無所區別從口嘔（上逆而）吐涎涶水氣久堅於下不左升在上陰液壅滯

不右降而成膿曰凝堅在上嘔吐涎涶久成肺
癰形體陰也陰得陽分運於表陽得陰分運於
裏陰中陽損陰陽氣液不能分運表裏也曰形
體損分陰氣在中盤結陽氣不能環繞於臍腹
中陰失陽通而痛曰在中盤結繞臍寒疝若陰
氣在中盤結兩脇樞機氣滯曰或兩脇疼痛與
如也藏陰也連接續也如人身陰液得陽轉運

表裏自相接續曰與藏相連中半也闗元臍下也若陰液裏結於下陽氣不闔半裏臍下陰失陽通曰或結熱中痛在闗元時是也著表明也男子陽也非下也止基也女身陰也脉道中陽氣無陰和之而數皮無陰潤而受其戕賊肌膚燥若魚鱗是表明陽氣無陰固之下基土中以生其陰曰脉數無瘡肌若魚鱗時著男子非止

女身在察也多勝也經南北也察底下陽氣往於表不來於裏陰勝於裏南北冷暖氣候不匀使陰中陰失陽通筋失其柔而掣痛少腹陰失陽温而惡寒或寒引腰脊曰在下來多經候不匀令陰掣痛少腹惡寒或引腰脊氣街是半裏下陰陽之道路也半裏下根核之陰無陽氣温通於表陰廹於裏而痛曰下根氣街氣衝急痛

膝脛半裏下也奄忽然也厥短也癲狂也半裏下陰失陽温疼而煩半表上陽失陰和忽然眩亂如有物覆於首此陰短於表陽失陰明神志昏亂狀若癲狂曰膝脛疼煩奄忽眩冒狀如厥癲陰無陽氣温生憂慘不樂陽無陰氣清降悲傷多嗔此皆屬半裏經道節脈血之液不能得陽氣利於表而化血其液下行為帶下其液下行

嗔　怒也

表陽失陰固裏陰失陽温陰陽二氣不和表裏
神志多憂多悲多嗔非有鬼神所使曰或有憂
慘悲傷多嗔此皆帶下非有鬼神其陽久浮於
外肌體之陰失陽氣温生曰久則羸瘦其陽久
浮於外脉道中陽少多寒曰脉虛多寒鍼機緘
也危疾也表裏三十六病千變萬端審定脉道
環轉地支
中陰失陽生則虛於裏陽失陰生則虛於表陰

失陽疏則虛於裏陽失陰固則實於表陰失陽舒則緊於裏陽失陰和則數於表用員轉機鍼之藥使疾解而得安曰三十六病千變萬端審脈陰陽虛實緊弦行其鍼藥治危得安已上諸論同病表裏脈各異辭其源則一爾當辨記分明勿謂其論不然曰其雖同病脈各異源子當辨記勿謂不然

問曰婦人年五十所病下利數十日不止暮即發熱少腹裏急腹滿手掌煩熱脣口乾燥何也師曰此病屬帶下何以故曾經半產瘀血在少腹不去何以知之其證脣口乾燥故知之當以溫經湯主之

數責也十日亦時也人稟陰陽二氣而生應天干地支生長收藏之數陽土得陰則生長半表外榮枝葉陰土得陽則收藏半裏內榮根核人

下利指婦人經血下行過度也

年五十陽氣藏邪不足戌亥中陰液生之亦不足根核陽氣不禁陰失陽生陰液日少於裏婦（婦人五十以下實高端）人年五十所病陰液下利不上利責陰液日少（連綿數十日不已）不足以外和陽氣藏邪於日暮時即發熱陽不藏邪少腹中陰失陽運內證陰廹於裏而滿外（曰婦人年五十所病下利數十日不止暮即發熱少腹裏急腹滿手掌煩熱脣口乾燥何也）證手掌煩熱脣口燥乾此病屬半裏經道血之（帶脈）液不能得陽氣藏邪和陰液至於表而化血其

液下利不上利為帶下如曾經半產此有積血在少腹裏積血不去陽不內藏陰不外榮（外）致脣

主注經脈曰此病屬帶下何以故曾經半產之瘀血在少腹不去何以知之其證脣口乾燥故知之

口燥乾當以溫經湯主之陽不藏邪陰土不溫主茱萸辛熱氣味威烈直入半裏下衝開陰土之陰陰土得溫積血則行半夏辛平降逆散土中氣結當歸辛溫多液和陽氣內藏芎藭辛溫芍藥苦平丹皮辛寒外和陽氣內疏土中氣滯

陽不内藏經道不温以桂枝生薑温之人年五十陽氣藏邪不足陰土之液亦不足以人參麥冬甘寒阿膠甘草甘平培土之液和内藏之陽

右十二味象地支之數以水一斗象地天生成十數煮取三升分温三服象陽數得陰外榮半表地支之六數陰數得陽内榮半裏地支之六數

温經湯方

吴茱萸三兩 當歸 芎藭 芍藥

人參 桂枝 阿膠 丹皮

生薑 甘草各二兩 半夏半升 麥冬一升

右十二味以水一斗煮取三升分温三服亦主婦人少腹寒久不受胎兼治崩中去血或月水來過多及至期不來

帶下經水不利少腹滿痛經一月再見者土瓜根散
主之

脈不表運上

半裏經道血之液得陽氣利於表交蒸於午而
血受病下以爲帶曰帶下半裏經脈之液得午火之陽煉之而
化血半表經道氣之陽得陰氣固於裏交蒸未
色化爲赤故血色赤婦人經水謂之月信土主信應地脈應月而行如江河
于而化水此經水二字命名之義也由經水半
之潮不失信也婦人於情志有偏以一重血分偏經至道經短不一有之偏不足之太
裏經道血之液不得陽氣利於表而化血其液
有時以經血自盈溢產以不足以經氣血病皆主之本之偏性有餘不足之
下行而帶此帶下二字命名之義也由帶下半

表經道氣之陽不得陰氣固於裏交蒸於子而
化水由經水不調血之液不得陽氣通利於表
曰少腹滿痛再兩也經水一月兩見者是半裏
經道氣之陽未得陰氣固於裏交蒸於子運血
之液從左上舉而化血也曰經一月再見者土
瓜根散主之土瓜根即括蔞根非王瓜根也主
括蔞根苦甘色白桂枝辛温色赤趣半裏脈中

血之液上升(行)半表得經道氣之陽交蒸於午而化(歸)血芍藥苦平色白䗪蟲鹹平色黑固半表脈中氣之陽下降(行)半裏得經道血之液交蒸於子(而石發丸)兩儀水右四味杵為散酒服方寸匕日三服象陰數得陽口繞八方不失其時也

土瓜根散方

土瓜根　芍藥　桂枝　䗪蟲各三分

右四味杵為散酒服方寸匕日三服

寸口脉弦而大弦則為減大則為芤減則為寒芤則為虛寒虛相搏此名曰革婦人則半產漏下旋覆花湯主之

旋覆花湯方

論解見虛勞此湯治半產漏下理不甚明恐後人誤添之

婦人陷經漏下黑不解膠薑湯主之

解字恐鮮字譌半裏經道血之液得陽氣利於表交蒸於午而化血其色赤而鮮半裏經道血之液不得陽氣利於表陷下如漏其色黑而不鮮半裏陰失陽化（曰婦人陷經漏下黑不解膠薑湯主之）主膠薑湯膠薑湯即膠艾湯中加乾薑辛溫氣味溫運半裏經道血液行於表交蒸於午而化血

周禮天官玉府若合
諸侯則共珠槃玉敦
註敦槃類古者以槃
盛血以敦盛食血室
人之脈絡也水与血
結在脈絡生于表
下少腹屬半表
下部異也

婦人少腹滿如敦狀小便微難而不渴生後者此為
水與血俱結在血室也大黄甘遂湯主之
敦音對槃類婦人少腹作滿如槃半裏下幽微
處水氣下行為尿不易而不渴明水停半裏少
腹作滿如槃狀生産也血室指少腹裏也産後
少腹作滿如槃狀此為水與血俱結在少腹裏
也大黄甘遂湯主之主大黄苦寒臭香内攻少

主大黄甘遂湯曰婦人少腹滿如敦狀小便微難而不渴生後者此為水與血俱結在血室也

金匱指歸　婦人雜病卷之十　圭

腹之瘀土氣不能轉運四方遂其生發以甘遂辛甘氣味逐其水而遂其生水與血結居少腹裏半表上血脉中液少取阿膠甘平氣味益脉中血液以和其陽右三味以水三升煮取一升二三六數也象陰數得陽變於六頓服其血當下言其一氣服下取氣濃下行最速毋使氣味留連傷脾土真水也

大黄甘遂湯方

大黄四两 甘遂 阿膠各二两

右三味以水三升煮取一升頓服其血當下

婦人經水不利下抵當湯主之

半裏經道血之液得陽氣利於表交蒸於午而化血半表經道氣之陽得陰氣固於裏交蒸於子而化水陰土絡道脉氣塞血與水不能循經道生意

金匱指歸　婦人雜病卷之十　十六

利下少腹當鞕滿陰液不利下為尿是鞕為無

主抵當湯曰婦人經水不利下抵當湯主之

血有水內結也陰液自利於下為尿是鞕為有血無水內結也半裏水結血瘀二證必須詳明又前條水與血俱結在少腹審定是血是水與血方能用藥切不可孟浪用之此條原文婦人經水不利下下恐遺脫少腹滿小便自利下血乃愈句明者察之

抵當湯方見太陽篇卷四

婦人經水閉不利藏堅癖不止中有乾血下白物礬石丸主之

藏子藏也堅癖積也白物是半裏經道中血之液所化也婦人經水閉不利是子藏中有乾血堅積於裏阻血之液不能利半表上交蒸於午而化血其液日化為白物下行此經水閉不利

是經中血少子藏不潤而乾以礬石酸濇斂其（注礬石丸曰婦人經水閉不利藏堅癖不止中有乾血下白物礬石丸主之）血之液以杏仁蜂蜜潤其乾右二味末之煉蜜丸棗核大內子藏中子藏得潤乾血下行血之液無阻得陽氣利半表上交蒸於午而化血其血日充足於裏經水自利

礬石丸方

礬石三分　杏仁一分

右二味末之煉蜜丸棗核大内藏中劇者再内

婦人六十二種風腹中血氣刺痛紅藍花酒主之

巳為陽之六亥為陰之六十二種指地支十二數也風陽氣也腹中指中土也陽數得陰還於巳闔於午陰數得陽變於亥開於子陽數得陰陰數得陽中土氣血相和自無阻礙氣滞作痛

主紅藍花酒

曰婦人六十二種風腹中血氣滞刺痛紅藍花酒

主之紅藍花苦辛氣温多刺花紅洒乃穀之精華釀成二味合之煎服能運土中血滯血行陽氣營内榮外和於表裏也

紅藍花酒方

右一味酒一大升煎減半頓服一半未止再服

婦人腹中諸疾痛當歸芍藥散主之

疾急也婦人於陰土血滯腹中急痛主當歸芍

藥散疏陰土血滯曰婦人腹中諸疾痛當歸芍藥散主之

當歸芍藥散方 見妊娠篇

婦人腹中痛小建中湯主之

婦人於腹中氣液空虛窘廹不通而痛主小建中湯建立中氣疏其土氣曰婦人腹中痛小建中湯主之

小建中湯方 見虛勞篇

問曰婦人病飲食如故煩熱不得臥而反倚息者何

[illegible]

也師曰此名轉胞不得溺也以胞系了戾故致此病但當利其小便則愈腎氣丸主之

食為陰婦人病陽氣浮半表上無陰濟之外求食之陰以濟之曰飲食如故陽氣浮半表上無陰固之曰煩熱陽氣浮半表上不闔午藏丣曰不得卧而作能讀名明也胞同包轉繫也了戾溺系不順溺孔也能反倚息不得卧寢此明陽

曰而反倚息者何也

了戾溺系不順溺
孔也此明陽氣轉運
半裏表上半裏表下水
道不利尿脬轉移
溺系急於左不順
溺孔不得下行
故致此病只利其水
藏之津[illegible]通
半表下主以腎氣丸
脬因此不轉胞不得溺也
以胞系了戾故致此病
但當利小便則愈
腎氣丸主之主乾地黃甘
寒丹皮辛寒山藥甘
平山茱萸味酸培土
之液斂陽氣[illegible]成

氣繫半表上無陰液包裹闔右其陽不闔於右
其溺不得下行因陽氣繫半表上無陰氣包裹
闔右其溺系急於左不順溺孔故致此病腎氣
曰此名轉胞不得溺也以胞系了戾故致此病但當利其小便則愈
丸主之主乾地黄甘寒丹皮辛寒山藥甘平山
茱萸味酸培陽土之液固陽氣闔午藏丣陽氣
浮半表上半裏下水土陽虛以茯苓淡甘桂枝
附子辛温温通水土之陰澤寫甘寒和陽氣輸

、金匱法書章義之書
生之表下以土防己
以為其治以桂枝
附子之温以通水土
之陰濕得甘寒之
和陽以補精陽
中以金匱回還生表

轉澤中水氣回還表裏

腎氣丸方

乾地黄八兩 山藥 山茱萸各四兩 澤瀉
丹皮 茯苓各三兩 桂枝一兩 附子一枚炮
右八味末之煉蜜和丸梧子大酒下十五丸加
至二十丸日再服

婦人陰寒温陰中坐藥蛇牀子散主之

婦人陰中不温而寒是陰溼之氣盛也蛇牀子
散主之坐行之對蛇牀子苦平研末入白米粉
曰婦人陰寒温陰中坐藥蛇牀子散主之
少許和令相得如棗大綿裹内之陰溼氣行陰
中自然温而不寒

蛇牀子散方

蛇牀子

右一味末之以白粉少許和令相得如棗大綿

裏內之自然温

少陰脉滑而數者陰中即生瘡陰中蝕瘡爛者狼牙湯洗之

亥為老陰陰合陽氣從子樞開為之少陰陽得陰固半表脉道之陽不滑不數陰得陽温肉不受其戕賊陰中蝕瘡而爛者陰失陽温至陰處

之肌肉受其戕賊也以狼牙苦寒氣味煎湯洗

洗狼牙湯

曰少陰脉滑而數者陰中即生瘡陰中濕瘡爛者狼牙湯洗之

之解至陰處陰溼之氣

狼牙湯方

狼牙三兩

右一味以水四升煮取半升以綿纏筯如繭浸

湯瀝陰中日四遍

胃氣下泄陰吹而正喧此穀氣之實也膏髮煎主之

陰吹陰中出氣聲如穀道中轉矢氣也正喧其

聲連續不絕也穀氣之實指穀道中氣燥不潤有瘀血實於外也胃氣下降其氣不能從穀道中下出反逆前陰其聲連續不絕主膏髮煎直下入腸中至穀道處潤燥化瘀穀道瘀血流通陰吹自愈此患久延即為交腸病不可不知也

曰胃氣下泄陰吹而正喧此穀氣之實也膏髮煎主之

膏髮煎方見黃癉

小兒疳蟲蝕齒方

雄黃　葶藶

右二味末之取臘月猪脂鎔以槐枝綿裹頭四五枚點藥烙之

視痧管見一卷

〔清〕劉濟亨撰
清光緒十三年（一八八七）許啓明抄本

視痧管見一卷

本書爲中醫温病類專著。劉濟亨，字深甫，生平不詳。書中前半部分主要論述霍亂，引用劉河間、張子和、王海藏等醫家著作中有關霍亂的條文，并有乾濕霍亂、胎前産後霍亂及爛喉丹痧等的治療宜忌、方藥及死證辨別，後附治驗醫案兩則。後半部分主要抄録以温病爲主的醫論十五篇。全書對於古代霍亂，收集資料比較豐富，可資參考。

視痧管見

摘要目録

舌胎論八則
白痦論一則
瘟疫贅言一則
膀胱上口論一則
氣虛中滿論一則
傷酒論一則

怡悅文三則
爛喉痧論一則
大豆黃卷辨一則
伏暑論一則
喻嘉言龍雷之火論

爛喉丹痧治宜論一則
犀角升麻論一則
龍雷相火論一則
痙厥癲狂癇癱瘓論

視痧管見

澄江劉濟川深甫述

述古

劉河間論二則

經云。諸筋反戾。水液渾濁。皆屬於熱。又云。諸澁枯涸。乾勁皴揭。皆屬於燥。燥萬物者。莫燥於火。火氣一燥。則筋失所養。故筋爲之轉動也。河間劉守真云。轉反戾也。熱氣燥灼於筋則攣瘈而痛。火主燔灼燥動故也。或以爲寒客於筋者誤也。蓋寒主收引。然止爲厥逆禁固。屈伸不便。安得爲轉筋也。所謂轉者。動也。陽動陰靜。熱症明矣。夫轉筋者。多因熱甚。霍亂吐瀉所致。係脾胃土衰。則肝木自甚。而熱燥於筋。故轉動(筋)也。大發渴則爲熱。凡霍亂轉筋而不渴者。未之有也。或不因吐瀉。但外冒風寒。而腠理閉密。陽氣鬱結。怫熱內作。熱燥於筋。則爲轉筋也。故謂轉筋以湯漬之。而使腠理開泄。陽氣散則溫和也。因湯漬而愈。俗反疑爲寒者。謬也。

河間又云。吐下霍亂。三焦爲水穀傳化之道路。熱氣甚則傳化失常。而吐瀉霍亂。火性燥動故也。或云熱無吐瀉。止是停寒者。誤也。大凡吐瀉煩渴爲熱。不渴爲寒。或熱吐瀉始得之。亦有不渴者。若不止則亡液而後必渴。或寒本不渴。若亡液過多。則亦燥而渴也。但寒者脈當沉細而遲。熱者脈當實大而數。或損氣亡液過極。則脈亦不能實數。而反遲緩。雖爾亦爲熱矣。又曰瀉白爲寒。青黃赤黑皆爲熱也。蓋瀉白者。肺之色也。由寒水甚而制火。不能平金。則肺金自甚。故色白也。如濁水凝冰。則自然清瑩而明白。利色青者。肝木之色也。由火甚制金。不能平木。則肝木自甚。故青也。或言利色青者爲寒。誤也。

張子和論一則

子和云。風溼暍三氣合而成霍亂吐瀉轉筋。風居厥陰肝木。溼居太陰脾土。暍居手少陰心火。內經曰。土氣之下。木氣承之。是肝木乘脾土也。又曰。厥陰所至。為脇痛嘔瀉。少陰所至。為喉痺耳鳴嘔涌。太陰所至。為中滿霍亂吐下。太陰所至。為濡瀉也。轉筋者。風主肝。肝主筋。風急甚。故轉筋也。吐者。暍也。火主炎上。故嘔吐也。泄者。土主溼。脾溼下注。故泄注也。脾溼土氣。為風木所尅。土化不行矣。久亢无雨。火盛過極。土怒發焉。甚則雷霆驟雨。大水橫流。山崩岸落。豈非太陰怒發之家也。故人病心腹脹滿腸鳴而爲便數。甚則心痛脇䐜。嘔吐霍亂。轉厥發則注下胕腫身重。啟元子所謂已上病症。皆脾濕所生是也。

王海藏論一則

海藏云。大嘔吐而利者。霍亂也。三焦者。水穀之道路也。邪在上焦者。則吐而不瀉。邪在下焦者。則利而不吐。邪在中焦者。既吐則利。以飲食不節。冷熱不調。清濁相干。陰陽乖隔。遂成霍亂。揮霍亂重也。吐利而已輕也。風濕暍外至。生冷硬內生。內外合而爲病。六淫所傷。各有先後。飲食所滯。各有多少。內外傳變。各有輕重。以往脈臟腑隨所在見治之。吐利止後見外症者。只以外病治之。貴在司命者。靈機在變無不致矣。

管見贅言

愚按近來霍亂。俗呼為絞腸痧。吐瀉痧。轉筋痧。烏痧。又呼觔腸瘟。總不離乎風溼暍合而為病也。有冷麻者。有腹中絞痛者。有手足厥冷。上吐下瀉轉筋。渴欲飲冷者。有口不渴。而上吐下瀉不轉筋者。辨其脈則皆沉伏如無。或遲細欲止。聽其音則聲啞而嘶。

視其身則冷而自汗淋漓。若不辨其孰寒孰熱。投以偏寒偏熱之劑。多不至斃。余自習岐黃以來。目覩辛巳年之霍亂轉筋沿門闔境。老幼相似。犯此症者。囊縮以為寒伏厥陰。皆投萸子附桂。以為回陽之法。所以死者多而生者寡。嗟我無才。愧乏回生之術。視彼夭亡。能不目擊心傷。於是上參靈素。下考諸家。日夜揣摩。辨寒辨熱。迄亡寢食。自辛巳迄今丙戌已五六年矣。嘗思辛巳年乃厥陰風木司天。少陽相火在泉。風火相摶。風動轉筋。火淫所勝。人病霍亂吐下。囊縮則斃。陽盛衛陰在。所為遍體四肢冰冷。皮皺肉脫。陶為火而消爍也。經所謂亂動皴揭。皆屬於燥是也。吐瀉者。手陽明大腸主瀉。足陽明胃腑主吐。是以吐瀉並作。暴吐暴下。津液頓亡。宗筋失養。夫陽明爲宗筋之長。主束筋骨而利機關。陽明虛則宗筋縱。風火轉盛。致令攣縮手足。爲之轉筋。經所謂諸筋反戾。水液渾濁。皆屬於熱。故轉筋吐瀉無寒症明矣。況病來迅速莫如風火。土衰則木傷。木傷則腹痛者有之。歷考近代上海李惺菴先生云。夏月因暑霍亂。口渴心煩。吐瀉清水。自汗面白。出言懶怯。此症發於暑月者恒多。然至秋冬亦有之。因胃伏藏之暑。而患者。宜甘寒清胃治之。且霍亂之陽痧。口渴飲冷。由火爍灼。自汗音啞。舌苔黃垢。或液亡舌絳。四肢逆冷。爪甲青黯。手足轉筋。上吐下瀉。邪屬陽明火盛。上冒心君。夫心為君主。義不受邪。心火自焚。其死甚速。當拯之時。涼之不暇。尚堪投熱劑乎。惟獨清陽明之火。則火平胃。而吐瀉止。行肝經之血。血行則風自熄。而轉筋已。及此週行十二時。則手足煖。而脈出則愈。勿見是痧。陽痧者十中八九。陰痧者十中不過一二。凡陰痧之霍亂。脈或有而或無。吐下稀水。或嘔吐痰酸水。聲音高而口不渴。心不內煩。舌苔白膩。口淡不欲飲水。或喜熱飲。四肢雖冷又不轉筋。此經所謂厥陰所至爲脇痛嘔泄是也。投以苦溫。之穩之當。下咽則陰去而陽回。其愈甚速。若遇熱而投熱劑。以火濟火。立見危殆。但誤投寒劑。尚可挽回。誤投熱劑。死生頃刻。古人用藥如用兵。選藥如選將。故轉筋霍亂者。補偏救弊。治法同用兵。兵急。不可緩也。萬一寒熱錯用。須夜自思。能不愧於心乎。不揣愚陋。略陳管窺。願以酌諸明哲。

一先述古而及鄙意者。遵經也。亦我道自軒岐以來。源源有本。諸先哲前後迭出。代不乏人。愚留心參考之本。諸內經諸先哲高論。故

凡治病而諸先哲之功不可忘也

一乾霍亂攪霍撩亂重也陡然心腹絞痛手足麻木不吐不瀉不可與姜湯及米飲之類若誤服姜湯下咽立斃古人瀉大行血用熱童便飲之或陰陽水燒鹽花湯探吐之得吐瀉則已所治用刺曲澤委中青筋出血更服藿香正氣散最效

一濕霍亂上吐下瀉不轉筋者輕也宜藿香正氣散佐以淡滲自愈

一不吐不瀉但手足麻木而轉筋者亦濕也急刺曲澤委中青筋出血服藿香正氣散兼服玉樞丹自愈

一夏月因暑霍亂口渴煩燥手足轉筋自汗淋漓此皆陽明白汗乃濕與水穀之汗非陽脫大汗亡陽之比年壯者竹葉石羔湯白虎湯亦可選用若佐以行血更妙

一轉筋吐瀉者男子慎防囊縮女子慎防乳縮男子以手牽其陰女子以線繫其乳然後下藥否任其囊縮乳縮不可救也

一胎前霍亂宗胎前宜涼法以黃芩藿梗砂仁以紓杜仲酒炒白芍保胎為君兼可脫卻利氣和血也慎勿使其墮胎墮則無救也

一產後霍亂宜微涼之中佐以逐瘀之法慎勿服大寒大熱之品令人暴亡也

一患痧年高者十死六七過一週時手足仍冷脈不出者死平素體虛怯羸弱腰腎大痛者此腎虛也死不治懷孕者十死六七胎墮者十死八九即懷孕真元壯實者十全二三舌卷囊縮者死雖年壯手足青黑遍身痛者死不治

一忌服參芪朮草參芪朮草助氣者也服則必喘急而死古云痧忌補法痧者天地間之濁氣也入氣分則為脹入血分則為瘀瘀則血不流所以止雖虛而去病為急有病則病當之也其痧之不可補也明矣惟痧過後以微溫之品調之則可然大熱大補之品則不

可也凡帰地滞械之主禁因

一忌酸斂凡烏梅木瓜白芍等概不可用〻之則血不行而凝滞経絡阻遏氣機不能流動経絡壅塞則轉筋不已為害非輕慎之〻〻其轉筋吐瀉者尤忌所以酸傷筋〻痛者多食酸也

一忌服温熱之劑若誤服之必致上為吐衂溢血下為大便溢血而死此余目覩而心傷也

一忌服米飲下咽即胸腹攪痛其嘔更甚而死過一二日可与米飲以醒胃氣然後糜粥以養之其當日可芦根湯陳粟粳米湯

藿香湯鮮佛手湯及鍋焦湯更妙宜微温飲之

一痧後宜避風寒節飲食忌房勞凡葱蒜炙煿一切辛辣之味并皆有大不可食也宜淡泊靜養爲要

凡痧所用諸方開載於左

轉筋吐瀉舌絳苔黃口渴心煩音啞自汗淋漓者宜清胃中兼行血利氣李士材云凡因寒而吐瀉者不可用蘆根

鮮石斛　姜半夏　鮮藿香　赤苓　丹參　蒲黃

天花粉　青陳皮　茺蔚子　黃芩　蘆根　竹茹

河井水並補冷服　如舌絳而乾去半夏青陳皮赤芍加麥
冬石斛通草鬱金　如傳染相似爪甲青黯者乃兼疫毒也
方中惟加貫仲　至若陰症不用
轉筋吐瀉口渴心煩音啞多汗者宜清和疏散佐以行血利氣
鮮石斛　老和梗　澤蘭葉　赤芍　青陳皮　蒲黃
半夏曲　紫丹參　桃仁泥　木鈎　牛膝根　陳粟稈　以多
陰陽並補冷服
轉筋吐瀉口和不渴者音啞自汗者宜和氣行血兼溫涼法

藿香　元胡　炒半夏　新會皮　蠶沙　生蒲黃　五靈脂

丹參　赤芍　通草　加陳粟糠　仝煎微溫服

玉樞丹一錠　陳粟糠米湯先化服

乾霍亂腹中絞痛欲死者宜芳香開達以藿香正氣散為主

藿梗　半夏曲　厚朴　蘇梗　元胡　腹皮　赤芍

青陳皮　青木香　陳粟糠　河井水煎冷服

濕霍亂腹痛吐瀉者宜芳香開化佐以淡滲

藿梗　青陳皮　煨木香　厚朴　通草　白蔻　鬱金

半夏曲　赤苓　蘇梗　砂仁　川朴　河井水煎微溫服

霍亂初起腸鳴便泄脈絕好逆慎勿使其作吐也若吐則轉筋

吐瀉為先宜疏上徹下之法

川朴　陳皮　藿梗　赤苓　蒲黃　半夏曲　蘇梗

枳實　通草　滑石　陳粟梗　去枳實即不致

霍亂初起瀉而音啞舌乾煩燥心好火燥手足轉筋或不轉筋

或不吐不瀉口渴舌乾舌紅邪火熱內伏也宜清胃行血利氣

鮮石斛　枳實　鮮藿梗　東陳皮　赤苓　天花粉

生薑皮　生蒲黃　蘇梗　丹參　茜根　炒黃　陳棗梗

霍亂初起但吐而不瀉者黃渴飲外房瀉迅信手中甚宜瀉心湯中佐以宣化濕熱主治

姜汁炒川連　製半夏　厚朴　白蔻仁　赤苓　黃芩
鮮石斛　新會皮　藿香　佩蘭葉　竹茹　鮮佛手　沉香末

次服五汁飲加減最妙

生姜汁　藕汁　麥冬汁　蘆根汁　佛手汁　梨汁　蘿蔔汁
佩蘭葉　[illegible]汁　枇杷露　以上諸汁徐徐嚥之其吐自止

霍亂初起但嘔吐酸水舌白不渴又不腹痛此肝邪犯胃而
非嘔也宜苦溫泄木
姜汁炒連　淡吳萸　元胡　蔻仁　茯苓　半夏
伏龍肝炒陳皮　川楝子　白蒺藜　桂枝　鮮佛手
霍亂轉筋而不吐瀉但冷麻者此屬濕也宜苦溫燥濕法
厚朴　藿香　生蒲黃　陳皮　赤苓　元胡　蘇梗
生薏苡　蠶沙　通草　鈎〃　陳栗梗
吐瀉舌白膩口淡不渴四肢厥冷囊縮此屬厥陰所主爲

脇痛呕泻是也當用苦辛温以回陽和陰法

淡吳萸 半夏 厚朴 川熟附 赤苓 黃連(姜汁) 白蔻仁

乾姜 藿香 陳皮(伏龍肝拌炒) 鮮荷葉 第二劑去附子

霍亂第三日吐蛔者當暫用苦辛酸以安蛔以蛔得苦辛酸而伏也

川連(姜汁) 烏梅肉 製半夏 淡干姜 茯苓 蔻仁 黃芩

黃柏 花椒 小茴香 陳皮 鮮佛手

暑痧霍亂因飲水過多為呃名曰水呃宜利水調中則呃止

猪苓 澤瀉 木通 通草 陳皮 赤苓 厚朴

車前子 澤瀉 砂仁 陳粟梗

霍亂五六日作嘔而轉筋不已小便欠利法宜苦溫化濁

鹽水炒川連 金福花 血珀 萆薢 烏藥 栝仁

參三七磨沖 廣橘紅 乾石菖 竹茹 鮮佛手 佩蘭葉

轉筋吐瀉過一週時脈已出手足煖第二日宜清和養胃法

川石斛 扁豆衣 黃芩 赤苓 烏藥 萆薢 生蒲黃

米仁 砂仁 乾石菖 通草 鮮佛手 淨穀芽白松香磨沖拌炒

霍亂後六七日但腸鳴而便溏瀉者此亦難去而餘濕尚留中

兼宜利濕分消法

兼蒼朮 赤苓 通草 澤瀉 車前子 豬苓 厚朴

新會皮 砂仁 木通 鮮荷葉 佩蘭葉

補遺

凡痧症宜降不宜升故痧症切不可用升麻柴胡葛根桔梗之類雖潮熱亦不可用恐其反提胃氣上逆而作嘔也此法不可不知故特補遺於後

吐瀉六七日後但嘔而不思飲食此胃氣爲嘔吐所傷此時中

州已餓服藥必致反傷胃家清霽之氣故不必服藥宜芳香
開胃則嘔止思食矣凡時鮮花葉信手拈用不必固執

鮮佛手　鮮荷葉　小通草　白松香　香粳米　建蘭葉
佩蘭葉　玉蘭花瓣　以上諸品蒸露代茶飲之

近見因寒熱而轉成霍亂者必先瀉而後吐萬一失治以致
不救又不可因小暑濕古人原有因瘧而化痢因痢而化瘧之
說宜和解中兼清胃淡滲濕

青蒿　地骨皮　藿香　鮮石斛　赤苓　生扁豆

黄芩　桔梗　車前子　厚朴　藿梗　通草　河井水煎

附驗醫按二則

一男子二十有餘夏月霍亂吐瀉轉筋脈伏肢冷舌黃渴喜飲冷自汗面白出言懶怯音啞而呷延余視之余曰此病暑熱內伏陽明正合李惺菴先生所云宜甘寒清胃擬白虎湯合竹葉石膏湯主之是效

生石膏　製半夏　麥冬　南花粉　通草　知母

鮮石斛　大貝母　生甘草　竹葉

一男子卅餘歲，初秋霍亂吐瀉，手足冰冷，轉筋脈伏，爪甲青黯，口渴飲冷。延予視之，予曰：伏火內結，陽明熱不得達，而毒蘊於肝經，肝血不能流動，故手足青黯。法宜清胃之中兼用行血解毒，服之果效。

鮮石斛　天花粉　大貝母　麥冬　連翹　穿甲片　金銀花

黑山梔　紫草茸　桃仁　蘆根　竹茹　貫仲　陳粟梗

光緒十有三年季夏上旬許啟明録於環翠居藥室

辨舌胎

舌胎之名始於長沙。以其邪氣結裡。若有所懷。故為之胎。傷寒之邪在表。則胎不生。邪熱傳裡。則胎漸生。自白而黃。黃而黑。黑甚則乾燥裂矣。要以滑潤而白者為表邪。灰黑濕甚之胎。為陰寒。灰黑而滑為夾冷食。皆不可寒涼攻下之劑。然中暑夾血亦有中心黑潤者。又不拘于上說也。若黃黑灰色而乾燥紋裂者。為熱極。義之虛寒夾血之理。惟屢任汗下。舌雖乾而有微薄胎。却之去燥裂芒刺。此為津液耗亡。不可誤認實熱而攻之。攻之必致不救也。金鏡三十六治法。庫世業之。又觀舌心法一百三十七圖。條分縷析○辨症最詳○其間論紅為瘟熱○紫為酒毒○黴醬色為夾食○藍為肝臟絕色○向出前人未備○所謂舍本逐末○未免繁紊○使人多提綱挈領處○故余括其扼要○分條辨論于左○

如白胎者○邪傷氣分○肺主氣而色白○又主皮毛○故胎白猶帶表症○仲景以為胸中有寒○正宜和解○禁用攻下○攻下必致結胸痞滿○變症不測○若溫病熱病一發便燥○壯熱燥渴○舌心赤而白滑胎○即當用白虎湯汗之○時疫初起○舌上白胎如積粉者○達原飲解之○若傷寒邪入胃腑○則白胎中黃○邪傳少陰○則白胎變黑○若淡色為一經症○邊與中間殊色俱傳經證○若從根

其直分兩路者。是合病與夫併病言也。合病則白中間兩路黃。夫併病則白中間兩路黑潤及灰色也。從根至尖横分兩截胎色者。是併病言也。故其白似黃。其白根黑。及半邊胎滑者。雖症類不同。皆屬半表半裏。白胎多而滑。黃黑胎少者。表症多也。當宜和解。黃黑胎多而白胎少。或生芒刺黑點乾燥者。裏症多也。必下之無疑。雖中心黃黑滑甚潤邊白者。此為表症未盡。傷寒則大柴胡兩解之。溫熱時疫則涼膈散。或白虎合承氣攻下之。又傷寒壞病。雖白而厚甚燥裂者。此為邪耗津液。宜小柴胡稍加芒硝微利之。純白滑胎。為胃虛。寒飲停聚膈上之候。延至十三四日過徑投燥〇不可泛視也〇一種白厚胎如煮熟色〇到底不變〇必理扶養〇留滯不散〇投脈伏不出〇乃心脾氣絕〇脈氣受傷也〇慎不可下〇宜枳實理中湯〇熱甚合小陷胸主之〇至于飲食自利而白胎滑者〇爲臟結〇難治也〇黃連湯連理湯備急丸選用〇間有滑生者幸也〇

黃胎者〇陽明腑實也〇黃濕而滑者〇爲熱未甚〇結而未定〇不可便攻〇攻之必初硬後溏也〇冬時宜權守孖例〇俟結定乃攻〇不得已〇大柴胡微利之〇若在夏月〇一見黃胎〇便宜攻下〇以夏月伏陰在内〇如有下證〇最急〇而胎不燥者〇不可泥也〇若黃而燥者〇

熱已甚○峻下無疑○黄而生芒刺黑點者○為熱勢極黄而瓣裂者○為胃腑熱○下之猶急也○諸黄胎皆屬胃熱○而緩急輕重下之○有種根黄而燥○舌白而中不甚乾○亦不滑○短縮不能伸出○譫語煩亂者○此痰挾宿食占據中宮也○大承氣加生姜半夏主之○有舌色黄紫而胎鄰厚黄○甚則皴裂○但覺口燥舌仍不乾者○此陰症夾食也○脈或沉細而伏○或虛大而濇○按其心下或臍旁痛而時失氣者○急宜大承氣易亞生附子佐大黄下之○若脈虛大者○黄龍湯下之○熱極煩躁者○更加生地麦冬○夏月猶宜○若冬時陰症夾食○而舌上胎黄不燥者○宜用附子理中○合小承氣

下之○大抵舌有積胎○雖見陰象○亦是裏中有實○急宜攻下無疑○但下法與尋常不同耳○又中宮有痰飲水血者○舌多不燥○不可因其不燥而延緩時日致誤也○凡濕病熱病稍見黃白胎○無論燥潤○即宜涼膈雙解○時行疫癘稍見白胎○即宜白虎達原○若見黃黑○無論乾濕○大承調胃急奪無疑○黑胎者○少陰腎色也○若五六日後○熱傳少陰○水乘火位○亢極之火不爲水衰○反兼水化○如火過炭黑是也○始因表症失汗○致邪熱入裡而傳少陰○下之則愈○然有屢下熱不減○胎不退者○此必宿食留滯于中宮也○宜黃龍湯加炮姜以速○有始因表汗太過○津液枯竭○而胎燥黑者○此爲

壞痧。須量人虛實爲治。虛者其腸必薄而腫。生脈散合附子理中。實者其腸必厚而熱。生脈散合黃連解毒。一則陰虛陽亢。一則陽虛陰亢。不可不審。且勢甚劇。則黑腸上生黃苔刺及燥裂分隔辨者。須用青布蘸薄荷湯拭潤。更以竹片刮去苔刺。徹去隔辨者。刺用下辨底。色紅者可治。急下之。若俱黑者不治。又黑腸腐爛者。爲心腎俱絕。舌黑而卷縮者。肝絕。舌黑及灰或黃而發炮生蟲腐。雖爲濕熱。之劇肝傷。俱爲危候。又中間一路潤黑燥腸。兩邊或黃或白者。兩感舌也。邊黃則調胃承氣。邊白則大柴胡下之。若中間一路黑滑薄腸。兩邊白滑。此表裡俱虛。

胃中雖有留結○急宜附子溫之○凡黑胎多凶○黑而乾燥○或芒刺瓣裂○皆爲實熱○急宜下奪○黑苔濕潤○或兼白滑者○皆爲陰寒○急當溫經也○一種中黑而枯○或畧有微刺○色雖黑而無積胎○舌形枯瘦○而不甚赤○其症煩渴○耳聾身熱不止○大便五六日○或十餘日不行○腹不硬滿○按之不痛○神識不昏○晝夜不得睡○或稍睡○即呢喃一二句○或常笑○或嘆息○此爲津枯血燥之候○急宜炙甘草湯○生料六味丸○換生地合生脈加桂○滋其化源○或可生○慎與承氣必死○慎與四逆亦死○凡舌胎半黃半黑○或半黃半白○或中燥邊滑○或尖乾根潤○皆爲傳併之邪○寒熱不和

之陽○大抵黑苔稍輕○根黑最重○黃黑宜大承氣○兼白者宜涼膈散○六陽急下之○若全黑為死現不治○夏月無病時火邪炎內而熇灼○脂黑易生○猶可攻治○冬月傷寒苔全黑○決難救也○然中暑誤認而感而加溫散○亦致中黑邊紅而潤○脈必虛大○急用白虎湯清之○虛者加人參竹葉○如更誤認傷寒而與惡藥○必致煩燥不救也○夏月中暑○亦有黑脂○黑而中乾者○白虎湯無疑○黑而滑潤○或邊白者○必夾寒物○古法用大順散○然不若理中合小陷胸最當○若真中少陰真寒○始病不發熱○舌心便黑色○非由黃變黑○其舌雖黑而滑○舌亦瘦小○此真臟寒○必厥冷自利嘔吐脈沉

逆。四逆附子輩急溫之。稍緩則不救。

灰黑舌者。是三陰經病。如黃苔和入黑中。則為灰色也。然有傳經直中之殊。蓋傳經熱邪始自白胎。白胎而黃。黃之而灰色。或生芒刺黑點伏裂乾燥。不拘舌根舌尖。俱宜攻下。泄熱。有淡灰中起深黑重暈者。乃溫病熱毒。急用涼膈散雙解治之。熱毒內傳一次。見灰暈一重。傳二三次。見灰暈二三重也。若見三重者不治。若直中三陰始病。之燥熱。便見灰色。舌潤之胎更不變別色者。此內夾寒之食及冷痰水飲。或畜血如狂等症。當隨症治之。又有感冒夾食。屢經汗下消導。二便已通。而舌上灰色未退。或淡潤。或雖不澀亦不乾燥者。不可因其澀而妄投姜附，亦不可因其不潤而誤與硝黃。此汗下過傷津液。虛火上炎所致。其脈必虛微少力。治宜救陰爲急。雖至心悸脈代。當用炙甘草湯主之。內有生地、阿膠、麻仁、麦冬之甘潤。可以滋陰潤燥。蓋陽邪亢盛。則用硝黃以救其陰；血枯涸，則用生地以滋陰。可不辨乎。

紅色者。心之正色也。若紅極。爲溫熱之毒蘊于心胃。及溫疫熱毒內甚也。若溫者。不可便下。解毒湯或白虎湯。紅中有白胎者。更感非時之寒也。桂枝白虎湯。紅中夾斑路灰色胎者。溫熱而夾寒食也。涼膈散加消導藥一二味。紅中有黑胎者。熱毒入少陰也。大承氣合白虎。紅色有黄黑芒刺者，熱毒入府也。調胃承氣湯。紅色有紫黑斑及遍身發斑者，陽毒入心也。人參白虎湯，加犀角黄連。紅色而乾裂者，燥熱入肝也。大承氣加柴胡白芍。甚者加參連。紅杭爛者，濕熱入脾也。小承氣湯加芩連半夏。白色者，火氣燔灼也。三黄石羔去麻黄。紫瘡者，火氣鬱伏也。解毒湯。紅心者，心胞火炎也。涼膈散。一種柔嫩如新生，重重似潤而燥涸殆甚者，為妄行汗下，津液竭也。多急宜生脈散合人參三白湯主之。舌痿不能動者，肝絶。舌忽瘦而長者，心絶病不治。紫色者，酒後傷寒也。世俗庸愚，往往受寒不服湯薑。用姜葱酒發汗，汗未當而酒毒藏于心胞。多有此症。若條紫。或中間畧帶白點而潤者，宜葛根湯加石羔。若紫中有紅班。或紫而乾黄，紫而短縮，俱宜涼膈散下之。若全紫而乾如焚灸肝者，死。肝絶也。與肢必厥冷，脉必沉滑，此陽極似陰也。急用當歸四逆湯，加酒大黄下之。然多不救。大抵深紫而赤者，是陽明熱酒毒。宜用苦參解毒。若淡紫而帶青滑者，此直中腎肝陰症。急用呉茱萸四逆湯溫之。然亦有中心生蒼黄紫點，或畧帶灰色，而不燥不潤，下症後急者，此熱邪傷於血分也。犀角地黄湯加酒浸大黄微利之。微醬色點舌者，夾食傷寒也食填太陰聲過不得遷趣久久盦而成醬色也其症腹滿時痛桂枝湯加枳朴檳半痛甚者再加大黃因冷食不消加炮姜以速厚朴甚則調胃承氣加炮姜下之如胃氣絕脉代結唇吊齒燥下利者死

藍胎者。肝臟絕色也。傷寒日久。屢經汗下。失于調理。致胃氣傷極。心火無氣。脾土無依。則肺不生肝。肝木無制。侮於脾土。故胎色如靛。或兼身生藍班。及心脾肺三臟氣絕于內也。必死無治。如微藍色而不甚深。或略見藍紋者。爲木受金傷。臟氣未絕。脉不沉濇而微弦者可治。小柴胡湯加炮姜肉桂主之。右之症類雖繁。不外八種脈色。撮其大要。亦辨症之一助也。

論白痦

白痦一症。考古方書。無專論發明。間有于斑疹門中發明一二。究未能盡其底藴。今溫熱證中每多發出。如粞如粟。色白形尖者。爲（謂）之白痦。有初病即見者。有見而即愈者。有見而危殆者。有病經日久斑疹已見。補瀉已施之後。仍然發此而愈。俗稱時氣所致。殊不知致病之由既異。治療之法不全。不可不與斑疹詳辨而審處之也。蓋傷寒傳經熱病。汗出不徹。邪熱轉屬陽明。多氣多血之經。或由經入府受熱蒸灼。營傷血熱不散。而裡實表虛。熱氣乘虛出於皮膚。故稱如蚊跡。稠如錦紋者為癍。紫黑為胃爛而不治也。時行風熱之氣。侵入肺虛血熱之體。失於清透。傷及手太陰血分。乘虛出於皮膚。如沙如粟而色紅璀碎者為麻。或歲當火運。復感時厲之毒。即咽痛而成丹痧。及爛喉痧之類。為最劇者也。至於白痦一症。則溫熱暑邪病中必兼濕。為多。蓋伏氣之發。本從內出。然必因所感及人身素蘊之濕。與所感之邪。互相蒸發。上甚為熱。而病治法。設不用清透滲解。則肺為熱傷。氣從中餒。不能振邪所解。熱氣漸陷於營分。轉投清營化濕。熱勢稍緩。而肺氣亦得藉以自復。所留之濕。仍從上焦氣分尋隙而出。於是發為白痦。蓋肺主氣。故多發於頸項肩背胸

膜之間。白爲肺之色。光潤爲濕餘氣，延及而邪始盡泄也。甚有幾
經補瀉之後，病仍不解，忽然發現而愈者，以其人之氣液内復，邪自
外透。故不治亦愈也。若其根本已盡，無氣蒸達，多有延爲衰脱者，故現
症以元氣未漓，色潤晶瑩有神者爲吉。枯白之澤，空殼稀散者，爲氣
竭而凶。總以形色枯潤卜其氣液之竭與否也。大抵此症在春末夏秋初
暑濕之爲甚。秋冬則有之。要不出乎手經受病。仍從手經發泄，不比足
經之邪，可從下解也。夫肺爲主氣之藏。氣旺則邪從外解，上泄而病愈。
氣衰則邪正並竭。雖發必枯白，爲無神而難治。觀内經暑與濕
同。推仲聖痙濕暍合論。蓋知暑熱温邪症中，多夾濕邪，更甚

疑矣。一條微明，以俟高賢正之。

再有一種白痦。小粒如水晶色者。此濕熱傷肺。邪雖出而氣液枯也。必得甘藥補之。或未延久傷及氣液。廼濕鬱衛分。汗出不徹之故。當氣分之邪。或白枯、如、骨者多凶、為氣液竭也。

爛喉痧論

爛喉痧一症。古書未載。起於近時而并易傳染。治之者每謂太陰陽明二經風熱之毒。而致爛之由。亦不可承不詳察也。譬之於物。以盛火逼之。祇見乾燥。而不知濕熱薰蒸。所以致爛耳。此症凡風熱者。治宜清透。濕熱者。治宜清滲。痰火凝結者。治宜消降。蓋邪達則痧透。痧透則爛自止矣。若過用寒涼。勢必內陷。其害可勝言哉。夫症有可治。有不可治。口中作臭者。謂之回陽。其色或淡黃。或深黃者。此係痰火所致。皆可治之症。他如爛至小舌者。鼻塞者。合眼矇朧者。并有元氣日虛。

毒氣深伏。色白如粉片樣者。皆不可治之症也。總之因天地不正之氣。感而受之。故体有虛實之不同。即症有輕重之名異耳。其餘喉症痧症。古人言之詳矣。概不復贅。

爛喉丹痧治宜論

夫丹痧一症。方書未有詳訖。余究心是症。所來不外乎風寒溫熱時厲之氣而已。故解表清熱。各有所宜。治之得當。愈不移時。治失其宜。禍如反掌。無非宜散宜清之兩途也。其症初起。凜凜惡寒。身不甚熱。兼有壯熱而仍憎寒者。斯時雖咽痛煩渴。先須解表透達爲宜。即或宜兼清散。總以散字爲重。所謂火鬱發之也。苟漫用寒涼。則外益閉而內火益焰。咽痛愈劇。潰腐日甚矣。不明是理者。反云如此涼藥。尚且火勢勃然。不察未散之誤。猶謂寒之未盡。於是愈涼愈遏。以致內陷而斃者有之。或有云是症。專宜表散者。余謂所見亦偏。前所云。散爲先務。俾汗暢而丹痧透發。已無惡寒等症。至此外所閉之風寒已解。內蘊之邪火方張。寒涼泄熱。是所宜投。熱一盡而病自愈矣。若仍執辛散之方。以火得風而愈熾。腫勢反增。腐亦滲蔓。必至滴水不咽。痛如刀割。間有議用清涼者。迺以爲遏誹之變。熱燎原殺人最暴。此偏於散而謗匪清者之爲害也。彼言散之宜。此言散之禍。彼言寒之禍。此言寒之宜。要惟於先後次第之間。隨機權變。斯各中其窾耳。再此症愈後。每有四肢痠痛。難以屈伸之狀。蓋由燥火傷陰。絡失所養。宜進滋陰。能同痺症。此又管窺之一所及。敢以質諸高明。

瘟疫贅言

春溫夏熱秋燥冬寒同病之常○若夫疫者穢惡之氣○互相傳染○吳又可論之詳矣○惟吳氏謂從口鼻而入○即踞膜原○愚謂既由口鼻吸受○肺爲出入之門戶○無有不先犯肺者○疫皆熱毒○肺金所畏○每見此症之身熱○先有憎寒○肺先病也○繼而充斥三焦○或有徑入心胞者○所云厲氣無非穢熱是以喻西昌所講瘟溫二字○未嘗區別○蓋亦有見乎此耳○況所云上焦如霧○升逐解毒○中焦如漚○疏逐解毒○下焦如瀆○決逐解毒○總不脫一毒字者○其爲穢熱意在言表矣○更有患此病者○縱飲冷水○亦能大汗而解○此非熱毒之明驗乎○至於疫邪雖解○而肺蓄餘熱○每多咳嗆肌熱自汗等症○亦所謂肺先

變病。而未愈之明徵也。又有大旱之年。水涸日烈。河水每多熱毒。飲其水者。多發疫痢。以痢門常法治之。無效。余於治痢方中。加以貫眾之苦寒解毒。無不應手取效。此亦熱毒之一驗也。合併志之。

議論有特過前人足為後學楷模

大豆黃卷辨

大豆黃卷古人罕用。本草載其性曰。治濕痺筋攣膝痛五臟不足。益氣宣胃。破婦人惡血。除胃中積熱。消水氣脹滿。即金匱虛勞門薯蕷丸。於氣血並補方中佐之。後之著方解者。有宣發腎氣之論。亦未謂其發表也。近來誤作表藥者。其故何哉。蓋因吾吳人喜服輕劑。而昔之治病俱於醫家取藥。有云馬元儀先生預用麻黃湯浸豆發蘗。凡遇應用麻黃者方開豆卷。俾病家無所疑懼。渠得兼投中病。曲以救全。其心亦良苦矣。後醫不明細底。竟認豆卷與豆豉全類。公然影射作為表劑。但則中互參，豈亦有麻黃湯浸發者乎。即以格致之理論之，豆浮水而發芽。或謂些微宜濕，亦不謂爲通用表藥也。若用二三兩錢之豆卷，豆卷即可表汗。世人以此爲蔬菜者，每食盈簋，何不汗出亡陽耶。妻笑。

論犀角升麻

按朱南陽云如無犀角以升麻代之之説以其同於一透也朱二允以此二味升降懸殊為辯余謂尚非確論夫犀角清透之品升麻乃升透之味一重于清一重于升其性不同其用自異未嘗潤有異而可代者也若夫風寒壅遏疹點未透者斯為升麻之任而溫邪為病丹班隱現者又係犀角之司如以升麻為代其肺氣熱者必致喉痛甚則喘逆營分熱者必致吐血輕則衄宜其誤若此豈可代乎又角生于首故用為透劑二允以為下降之品亦不可不辯余非敢輕議前輩實出婆心之不禁耳故謹論之

膀胱上口論

膀胱上口。靈素未言有無。後世聚訟紛紜。或言有上口而無下口者。乃以氣化則能出之句而誤會也。若無下口。焉得氣一化則遂若斯通利哉。是無下口之說。不必論矣。或言有下口而無上口者。張景岳李士材。俱主是說。因景岳士材之書。近世風行海内。故人皆以為無上口矣。第無上口。則交腸之易位而出者。糞從何處入於膀胱乎。張三錫以為上下俱有口者是矣。但語言而未詳也。夫水道既從小腸下口以入膀胱。膀胱清濁不分者。何獨併於大腸之濁。以水入所常有。而糞入膀胱之交腸患者甚少乎。諦思其故。必係膀胱有上口而閉常。乃為平人之常。水之入于膀胱者。

仍是三焦化入。而非從上口以入者也。或膀胱氣大虛。則力乏而竅不能泌。
或邪熱傷膀胱。則熱注開泄而竅亦不能閉。以致糞從小腸下口入于膀胱上
口。並隨小便而出矣。譬如人身之前竅。亦有常開而不通者。臍孔與兩
耳兩乳也。無故則常閉而不開。有故則或出膿血。或通乳汁。膀胱之上口。
亦可以類推矣。世人皆以為無上口者。一則宗張景岳士材之說。一則見獸脬之止
有下口也。不思天地之生物。各有不同者。男子肋骨二十有四。女子肋骨二十
有八。男子頸骨八塊。女子頸骨六塊。人與人尚有異焉。人與獸豈無
異乎。

伏暑論

暑為熏蒸之氣。濕為粘膩之邪。由口鼻吸受。直行中道。漫布三焦。人在蒸淫熏迫之中。無處可避。適或夜露清風。貪涼太過。日後一旦。腠理緻密。邪機深伏。往往營衛之間。是秋涼之氣。感觸而發。所以為伏暑。初起形寒如瘧。後則壯熱煩冤。頭昏惡心。脘悶。時醫治不中竅。遂延變症多端。敗壞莫救者。不可勝數。大凡此症須明暑濕二氣何者為重。無論兩感。先散表邪。而解表之藥。又宜分別。如暑邪重者。無必乾燥。舌必起沙。邊尖必絳。脈必弦數。頭痛嘔惡。形寒無汗。治以涼解。太陰肺氣。杭菊薄荷連翹桑皮枇葉等類。如濕邪重者。舌必粘膩。脈必濡滯。上痞悶嘔惡。形寒無汗。治宜辛溫涼解。如荊防厚朴之類。汗出惡寒者。宗竹葉石羔白虎羚羊之劑。濕多者。宗二陳達原五苓之劑。其天水散。二症俱可加入。使三焦通暢。營衛流行。然後入藥。自然逐日向安。病者再能潛心安養。蔬素淡泊。不彌月而告痊矣。有何難治者哉。且暑為熱邪。濕為重濁。比類而推。治宜八別。混亂而施。或誤服致斃。醫者但知暑所傷之熱爲痧滿嘔泄。而不知燥所傷氣。亦能痧滿嘔泄耳。失之毫釐。謬以千里。可不謹哉。新涼新秉。暑熱内蘊。形寒無汗。舌白頭痛嘔惡。壯熱煩冤。治宜辛涼取汗。致表荊防蘇朴牛蒡白叩藿香之屬。[illegible]　甚者加柴葛。若醫汗出後復熱煩渴不解者。治宜清解。太陰肺家。藿貝枳蒼六一散同桔叩[illegible]根口渴加天花粉以生之也　熱不化加石膏[illegible]

若煩躁口渴加麥冬竹葉等

自利去山梔加二冬澤瀉

如轉瘧疾少陽和解小柴胡及清脾飲之屬

若熱甚入營犀角丹皮鮮生地茯神山梔白前益元

如咳嗽西昌清燥救肺湯隨症加減

及手厥陰神昏舌強肢牽參用牛黃丸或至寶丹與前

方并進庶乎十救一二

若熱退便燥甘寒清養胃陰足矣以小生地、白芍、麻仁之屬

若痧者口腹不慎暑濕与食滯壅塞醫不加察誤進寒
涼遂成黃痧悶嘔惡便但急投苦降辛通以瀉心
黃連溫膽小陷胸湯之屬
若便解痧開溫膽湯隨症加減

龍雷相火論

趙養葵

火有人火。有相火。人火者。所謂燎原之火也。遇草而焫。得木而燔。可以濕伏。可以水滅。可以直折。黃連之屬。可以制之。相火者。龍火也。雷火也。得濕則焫。遇水則燔。不知其性。以水折之。以濕攻之。適足以光焰燭天。物窮方止矣。識其性者。以火逐之。則焰灼自消。焰光撲滅。今人率以黃柏治相火。是以水滅濕伏。龍雷之火愈發矣。蓋龍雷之火每當濃陰驟雨之時。火焰愈熾。或燒燬房屋。或擊碎木石。其勢誠不可遏。惟太陽一照。火自消滅也。所謂得水則熾。得火則滅之驗也。

無火者宜八味丸益火之原以消陰翳無水者宜六味壯水之主以鎮陽光

徐靈胎曰。此病以寒寒之反其熱。熱宜自退。乃熱仍在。此不可以驅。當於陰分增益其水以配火。則陰盛而陽自伏。不用瀉而用補。所謂壯水之主也。寒寒病以熱熱之而反其寒。寒宜自止。乃寒仍在。此不可以驅。當於陽分增益其火以配水。則陽旺而陰自衰。亦不用瀉而用補。所謂益火之原也。

氣虛中滿論

趙養葵曰。中滿者，証與鼓脹水腫無異。何故屬之氣虛。請明言之。曰。氣虛者。腎中之火氣虛也。中滿者。中空似鼓。虛滿而非實滿也。大略皆脾腎兩虛所致。始治惟當先以脾土為主。須補中益氣湯或六君子湯溫補之。俾脾土旺。則能散精於肺。通調水道。下輸膀胱。水精四布。五經並行矣。或者疑為喘脹水滿。而又加純補之劑。恐益脹滿。必須補藥中加行氣利水之品方妙。此說深為似得病情。殊不知大方家謂蓋肺氣既虛。不可復行其氣。腎水已衰。不可復利其水。純補之劑。初時似覺不快。過時藥力得行。漸有條理矣。○至於補腎以治腫。其源雖殊。益為之行水。行其所無事也。若一事疏鑿。反失之矣。今之治腎水者。牽牛大戟。粗工之小智。正為之所害也。間有用五苓五皮者。以為中正之轉利。轉虛腎氣。愈衰而愈不能排泄矣。故須用補腎。經曰腎開竅於二陰。腎氣化於二陰通。二陰閉則胃脹。故曰腎者胃之關也。關門不利。故水聚而從其類也。又有腎主下焦。三焦者決瀆之官。水道出焉。膀胱者州都之官。津液藏焉。必待三焦之氣大化。始能出也。經曰三焦病者。氣滿小腹尤堅。不得小便。溢則水留而

爲憾。雖仲景製金匱腎氣丸。補而不滯。通而不泄。誠治腎之神方。薛立齋屢用屢效。詳載醫按。余依其按。試之甚驗。故詳著焉。世有患此。幸毋誕之乎。

中滿之病。原夫腎中之火氣虛。不能行水。金匱腎氣丸内只八味丸爲主。以補腎中之火。蓋三焦有所稟命。浩然之氣。塞乎天地。腎之氣不虛。而能行水矣。内有附子肉桂辛熱之品。熱則流通。又火能生土。土實而能制水矣。又有牛膝車前二味。最爲切當。

喻嘉言龍雷之火論

龍雷之火。潛伏陰中。方其未動。不知其為火也。及其一發。暴不可禦。以故載血上溢。蓋龍雷之性。必陰雲四合。然後遂其升騰之勢。若天清日朗。則退藏不動矣。故凡涼血清火之藥。皆以水制火之常法。施之陰火。未有不轉助其虐者也。吾為大闢其扃。則以健脾中之陽氣為一義。健脾之陽。一舉有三善也。一者脾中之陽氣旺。如天清日朗。而龍雷潛伏也。一者脾中之陽氣旺。而胸中窒塞之陰氣。則如太空不留纖翳也。一者脾中之陽氣旺。而飲食運化精微。復生其已竭之血也。况乎地之氣必先蒸土為滙。然後上升為雲。若土燥而不滙。地之氣於中滿絶矣。天之氣不常清乎。古方治龍雷之火。每用桂附引火歸原之法。然施之於暴血之証。可暫不可常。蓋已虧之血。不能制其悍。而未生之血。恐不可滋之擾耳。究而論之。大全以收藏為主。以秋冬為龍潛雷伏也。用收藏藥不效。畧用燥烈為嚮導。以宗同氣相求之義斯可。既已收藏。豈敢漫用燥烈乎。夫大病須用大藥。天地春夏而冬必蘇。然秋冬矣是也。昔人滙禪二字甚妙。夫禪名之曰滙。其心境為何如哉。惜學者遇此証。必以崇土為先。土厚則濁陰不升。而血患自息。萬物以土為根。元氣以土為宅。不可不亟講也。

痙厥癲狂癇癱瘓論

厥者。從下厥上之病也。傷寒論厥以手足厥冷而言。陽厥用四逆散。陰厥用四逆湯。亦主回陽。暑病厥者為氣與血及血與熱并走於上。則為大厥之旨。與傷寒不同。痙者。強直反張之病也。癇者。猝然昏仆。筋脉瘈瘲。口角流涎。或作牛馬猪羊鳴之聲。沒人事。有五癇是也。癲者。或歌或笑。如醉如痴。其候多靜而常昏。狂者。語言狂妄。少卧不飢。其候多躁而常醒。癱瘓者。痛在筋骨。左癱右瘓。將成廢人。以上症醫書分治。其實是一厥。隨症之治。得其要。即取鼓方。捷如影響。蓋厥陰肝風木與少陽相火同居。厥陰之氣一逆。則諸氣皆逆。氣逆則火發。火發則風生。風生則必挾木勢而害土。土病則聚液而成痰。

手歸并於心也。心氣大虛。而不能禦之。或從陽化而爲狂。或從陰化而爲癇。心氣素虛。受其所凌。則昏倒。止氣一綫而遂瘥。其作止有時。則爲癇。其逆行於內也。或乘腎氣之虛而則爲瘖痱。而爲腎厥。或因煩勞以擾其陽。陽亢陰虧。而爲煎厥。或怒火載血上行。氣血亂於胸中。則爲而厥逆。則爲薄厥。或因怫鬱不解。陽氣不能四達手足。與身俱冷。（中風身溫　中氣身冷）則爲氣厥。或陽熾似沸。則爲血厥。或因穢濁蒙神。亂其陰陽之氣。則爲尸厥。或於飽食之後。適有感觸。胃氣不行。陽并於上。則爲食厥。時見吐蚘。則爲蚘厥。痰壅上逆。則爲痰厥。以及陽衰而

痙瘲之。令人五指至膝上皆寒。名為痙厥。痙甚而渴瘲之。令人足下熱也。
甚者三痙上逆。名為逆厥。其見於外也。則火熾發。病起於驟然。手足抽掣。
角弓反張。或從寒化為無汗之剛痙。或從熱化為有汗之柔痙。兩歪云。
諸暴強直。支痛緛戾。裡急筋縮。皆屬於風。醫者可於此而驗風邪之候。
所為土虛木勝。謂聚液而成痰。痰挾風而流注。為左癱而右瘓。左偏云風濕未
痰。醫者於此而求風邪痰飲。凡如此者。症名不同。其源則一。余謂烏梅丸。蓋厥
痙之候。以宣厥痙之困。又以風引湯。治厥痙風火痰涎。幻變錯雜之病。
其餘種種方藥。手不對症。對症而猶不效。其故何也。蓋緣未嘗求乎厥痙

一任。而信服烏梅丸風引湯。二方之神妙也。二方本於仲景。而喻嘉言獨得其旨。但引而不發。淺學人捫索不來。至葉天士始引伸觸類妙義無窮。若風火犯於上者。（此風火二字即上厥陰風木與少陽相火之火，勿誤為外來之風火）不免凌金爍液。用麥門冬湯及瓊玉膏。為補金柔制法。若風火犯於中。而為嘔為脹者。用六君子湯。去朮加木瓜姜芍之類。及附子粳米湯加人參。為補胃凝肝法。若風火震動心脾。而為悸為消者。用甘麥大棗湯合龍牡之屬。為緩其鎮其逆法。若少陽相火。挾厥陰風木之威。而乘巔擾絡者。用羚羊鉤藤元參連翹之劑。為熄風清絡法。若肝膽化風旋逆者。用龍膽蘆薈木通青黛之類。為苦降直行滯。若本藏自病，而體用失和者，以桃杏桂烏之類，及寒熱外溫法。若因母藏之虛，而損及子藏之位者，用三和配合，鱉甲炒焦，及復脈湯去姜桂入雞子黃之屬。為母扶其子，母虛免於痙厥之病，尤覺神奇。取血肉介類收湯為膏，謂其力厚重墜，填陰止厥最速。凡此之類，雖不明用烏梅丸引之方，而細味其旨，無一不從此二方神悟出來。

痧症續論

薛氏云。凡有此症欲發，未發前三日，先宜看耳後筋骨間有青筋紋，抓破出血，可免此患。

張氏曰。癇證之發。由肝腎龍火上升。而肝家雷火相從扶助也。惟有肝風。故作搐搦。以通身之脂液。逼迫而上隨。逆而吐出于口也。陰氣盛。不能寧謐於內。以附陽而上升。故上逆而下寒。陽氣虛。不能榮衛於身。以隨陰而下陷。故下虛而上寒。○又云晝發爲陽蹻。宜補中益氣湯加益智。夜發爲陰蹻。宜六味丸加鹿角膠。

傷酒論

倪松亭云。治酒之道祇一。當細察而治之。如酒氣在於皮膚者。宜用麻桂二朮之類。以表其汗。譬如淫霖。非雨不晴也。亦有用羌防白芷之風藥以勝酒者。譬如清風薦爽。酒病自消也。水酒積於腸胃。肚腹腫脹者。宜用遂戟芫牽之劑。以攻其下。譬如水滿溝渠。非導之不去也。寒酒在於肌肉筋骨之間。拘攣作痛。或麻痺不仁者。宜用姜附丁桂之劑。以溫其經。譬如太陽中天。寒酒自散也。酒氣在於臟腑之內肌膏之外。微而不甚者。宜用朮朴夏蒼之劑。以健脾滲酒。譬如甚微之溼。以厭土持之，則溼自燥也。溼氣在於小腸膀胱，或腫或渴，或小便不通。宜用二分車前澤瀉之屬之屬。以滲利之。譬如水溢溝澮。能疏通其竇不溢也。學者能於斯理玩邀則治溼之道。必中鵠矣。

8. 看常昭姚廟春秋文

春秋識不可不看也、而于姚廟為尤絕焉。夫春秋固不獨姚廟有也，而常昭姚廟有獨絕者、而謂可不看乎、且以陰陽之一偏也。陽則須銀朱之漕。陰則鮮太平之紙。故演烟節後。必擇日而開姚廟之門。而端午令節。須上嶽而萬民之福。煌々鉅典。赫々盛嚴。有不徒壯前面之觀瞻者也。吾今者極不忘常昭姚廟之會矣。一打打跕而酒紙殿勸。大号銅鑼須裝排於儀門底下。竹板之安排不亂，勤執事，指揮如誘，挨次當刊。早已發傳單而邀齊眾社。一發三批而出堂喧鬧。裝演演鮮。鄙挨椅於本廟街前。做個鐙，灯燭輝煌，齋排刊，烟雲繚繞，感靈顯赫。早已吊僅犯而叁近鬼者。一些是則演會已過矣，而正会焉可不看哉，於是邀親領眷，詩言正

地々必來。樓梯更衣。讓說明天々不暇。收集吃杯把碗已。悉心煮肉餃饅頭。掛起
丁簾、早欣喜稚姐々娘々之奇列、一則見死往彼來。犯人則燒香擺椅。前世沒
侯。會者則搖扇喧嘩。傳開面而行茶叉。按照程圖而起馬。吃完年飯、早歡信
夫吹々打々之已來、一帶川穿鳥啼之襟、細步遊前、亂喊吹而風流揮汗、斯
何等熱鬧乎、愁而鋒芒不可不是也、鬼卒原非一隊。驅邪先有開路々頭。銷解
分出四路。押納細目有護標之行。項馬々冠裳整齊、父兄則服事旁邊、財童々
裝（扮）扮真、面貌則道途稱讚、而左右當看、春光必亂心、而咋舌矣、況乎
滿漢雄々新行、土地神鉤々帶奇、其余但尤是今人擊節也、所以
裡沒瞻前、量候日而不顧、肚々餓、一鼓手常紅頭々帽、騎馬搭傘、

狂吹鳥而耳朵皆聾，斯何如熱鬧乎，然而威儀不可不盛也，五方旗前以五色，燦爛鋪八寶之旗，六角傘繪以六離，軒昂更有萬民之傘，手捧表章。符官先黃亭而出，車裝案卷，書吏隨着轎而來，而左右常有者，执必趕北而鎖西矣，況乎茶童有文武之分，太保有金銀之别，其會標尤有無端講究也，所以大街小巷，盈常跑而不嫌腳底之酸，然而看会之興，犹未尽也，身穿綢緞，跟来童馬之中，眼鏡晶瑩，斜覷簾簾之內，横搭着倚紅軍幾人，齊滿風流，散步，厚底鞋而團團，扁，犹莫悼廟前廟，後之多来散，遍乎，洎乎夕陽將逝。灯火齊輝。欲回家而依難割舍。而諸公高興，須斟酌夫夜色之何地可觀，然而看会之趣，則更有進也，常来小票幾張，夜飯向酒樓大嚼，撐滿桓洋一片，煙籠山坡鈸亂鬧，聽到鑼声將近，踱來從路前行，橋東四面呼張三，抗違計，掛東抄西之局，意何在乎，這些眾祇歸班，已更過來。喊田禄而人馬奔馳。而戲已登臺，且姑待於明年而再舉盛事，從之會有期。拭目俟之可也。

不淺不深恰好題位層次遞一句

調緩熟而有情致

曹敦 和卿

名以敘於其人可備述矣夫事不泛常人不出衆亦何足動人議論哉如常遇之曹和卿其事其人不可備述乎且夫三國時曹操奸詐居心多惡不作於何瞞之所以由人笑罵而不置也不謂奇才間世而生宵小亦同時而出自漢及今綿綿數千年而戾氣所鍾竟有彷彿乎何瞞者始勿論其譜系果是與否印其行事為人亦足動人笑罵而不置也如常遇之曹和卿是夫曹和卿果何人哉乃祖清白傳家教子功書竟一朝而頹泮林之秀乃人好為筆而君誇文章色究濟米已經功名諱標經有名鄉色吃鴉片引等而行斯僥律宗師聞後稟生又奉五十年之貢何郎潔清自好守分安己

豪年少而攀桂苑之上。則其已驊角、而父入犁牛、色攬官司。作圖飽其歎壑。娥靴黨。同聲二姓。班列兜。叫太爺。長已惜埋首、遂策雜變五品之封、母弟論其太平時已耳、而未覗與執世之興、蔭常失守、紅巾遍地而來。龐晴而西鄉固練。浮永昌南西戒叢。母韋良心未泯、乞食出力而扎糕紅塔。異人員之簪、常昭失守。白刃拚命而逃。令公郎避居與化。老夫人寄寓瀏門。良友拾我投行、遂甘心而入紅巾之黨、求務而來賊目之門、闖門放炮、巍巍然一任大人、康天巡、偉階而捧、祥天儀騎馬以迎、母何籌顯煥乎、然而功勞別有其也、闢倉而收濟米。賴君謀而諭很催祖。設科而考秀才。任君筆而憑文取士。所以黄扎刊。紅袍已。日道出程常恕城之內。而早建

太平天国之功勳。放船而進軍旅之御，撐傘鳴鑼。紛紛然一群狗党，郎軍師
撥醫捧屁，朱師師腳亂手忙，有何籌鄭重乎，然而趣味別有加也。金華態。
治與酒。吃同檲裡壯豬。害人命。非人財。比同村中惡狗。所以打光鋒。講道
理。亦做公鍛於社稷廟之西。而高懸九門御林之榮封。一階也。膽氣縱小耳，
假令某人放火。靠毛勢而更作更為，則大王謹重，安知不謹為邀安穩義
之偽官，而何以兒女情長，竟聽老夫人之催程，遂潛身而出白節之巷，幸
也。邪運亨通耳，假令臨陣交鋒，遇敵兵而或拿或縛，則軍令森嚴，安
知不鍛成斬絞，身從徒之死罷，而何以祖宗有靈，竟仗老頌師之手段，遂大
膽而入工部之城，嗟乎，陽羅可逃。陰羅誠不可逃。豈有賢公子幹蠱。而

當世話柄。縱難免後日之訊評，一況獲福不可測，獲戾尤不可測。倘遇良

有見發覺。而究其實際，曷以謝當筆之罪狀，一世曹和卿之大概也。

同類者可以論矣。

筆力縱橫文勢滔滔不窮

而詞調更有情緻

婦人以其夫久客于外而不歸故作書以寄之

父生以前。乾坤之清誰意。夫唱婦隨。山海之盟以訂。頻結百年之和好。誰知一旦而分離。君今飄流于東湖。妾淺模于南城。退妾送君之日。憶君之言。近別一歲兩週。遠別三年五載。不意人情難測。蹉跎十載光陰。秋雁雖傳之不見君家音信。春鶯啼喚。之不聞回來音書。堂上撇棄舅姑。膝下未見兒女。倘身疾雖孤悽悽慘。況家園亡人救囊消。越一年十二月之受飢寒。一月卅日。之之無飽暖。若歸往哥盟。雖山高水遠。若抱琴別調。雖節喪名污。若赴水投江。雖鴉御雀啄。若愿生受死。雖鳳隻鸞孤。雨聲近之生愁。聞鴉鳴。聲之帶淚。紅顏枯槁。綠鬢蓬鬆。豈不思慕癡逃忘其節。遺臭萬年。未宏不棄糟糠。流芳百歲。鴉之以。枕無呼喚。花之情。尚曉合歡。豈可人為萬物之靈反為禽獸之不如。昔漢高祖之棄呂氏，劉玄德之棄甘糜，爲爭帝圖皇之業；朱買臣曾撇崔氏，趙子龍拋離家口，爲忠君愛國之心。君能忠君愛國，又能爭帝圖皇，棄妻何爲？拋妻何故？且妻又無可棄之由。崔鶯改節之婦，張生尚懷舊情；卓氏淫奔之女，相如猶甘白髮。妻正娶姻婚，非卓氏之可比；堅貞守節，豈崔鶯之可論乎。君何反正爲邪？忘恩負義耶。寵新婚如掌上之明珠，棄舊園比道旁之苦李。獨不思父母養子，若不過徒望養親，君協勝千辛萬苦。三年乳哺，慈母勝勞，指而行步教喜。既而成人長大，擇師進學，修之風習，傳伉儷之好。令親友爲行路，飄棺槨于荒郊，沒沒河埋。識爲不孝之大孽也。況君謝異鄉上風累。尋故園之徑迷，免父母爲之沒之孤魂。妻爲宿夫之寡婦，浙江深水，非君飄國之鄉，蒿草荒郊。能君葬身之地。勸君再思三思，勿以妻言置之度外。幸甚。紙短情長，不盡云云。

四時病論一卷

不著撰者
清芝田抄本

四時病論一卷

本書爲中醫温病類著作，輯抄温病論及雜論而成，其中涉及中寒、暑證（中暑、中暍、傷暑、冒暑、暑厥）、疰夏、濕温、寒濕、濕痹、濕熱、燥證、火證、氣證、血證、傷食證、酒毒等病證，引用書籍有《活人書》《張卿子傷寒論》《薛氏醫案》《千金方》《證治準繩》《本草綱目》《醫學正傳》《丹溪心法》《脾胃論》等。編選較爲精要，可供臨床參閱。

四時病論

語溪芝田吾廬

外感陰毒症。陰毒者，受天地殺厲之氣，入三陰經而成病。比中寒稍輕，其病頭痛惡寒，面目青黑，咽喉疼痛，身如被杖，手足清冷，短氣不得息，四五日可治，六七日不可治，宜用發表之劑，升麻鱉甲湯去雄黄蜀椒主之。仲景

內傷真陰症，因房勞傷腎，生冷傷脾，內既伏陰，外又感寒，比之中寒更重，亦有傷寒陽症過服涼藥而变成者。其症五六日後，漸見精神恍惚，身倦懶言，頭額手背冷汗時出，舌上生胎，淡黑冷滑，心下結硬如[illegible]，四肢寒冷如冰，唇青，脚黑，鼻昇如烟煤，腹痛吐利，咽痛睛痛，身如被杖，囊縮舌卷，宜溫經之劑，回陽散、返陰丹，并外灸丹田、氣海兩穴數壯。

活人書 三建湯治中寒六脉不到而太谿衝陽尚未絶者川烏附子天雄等分生姜水煎升麻鱉甲湯去雄黄蜀椒方 甘艸桂枝升麻鱉甲當歸水煎温服復取微汗為度回陽散用附子三枚炮製為末生姜酒調服返陰丹硫黄五兩附子乾姜桂心各五錢 硝石元精石二兩為末糊丸艾湯下 暑症 暑之為氣在天為熱在地為火在人為心故暑者相火行令也夏月人感之自口齒而入傷心胞絡之經 賈元良 有曰素虚衛弱縱暑中傷者必兼内傷之病有素旺盛暑氣偶侵者必兼外感之形故曰襲暑氣而言曰中暑自被日逼而言曰中暍 入門 曰於暑汗煩

喘渴靜則多言體若燔炙汗出而散内經先着心胞則為頭疼
身熱自汗心煩口渴面垢而已餘病皆後傳變入肝則眩暈頑
麻入脾則昏睡不覺入肺則喘嗽痿躄入腎則消渴煩躁其暑
邪歸心則神昏卒倒也入門中暑者深居密室先受暑氣又為
房室陰寒所遏靜而得之傷心脾二經口渴自汗背微惡寒身
熱頭痛面垢煩躁其脉弦細芤遲又有心煩浮熱而悶之似冬
洒淅無汗或微有冷汗小便已則洒然毛聳手足逆冷小有勞
身則發熱此乃時令之火鬱極於内心胞之陽不行于外則榮
衛之開闔不調所以湊理開則洒然寒湊理閉則熱而悶也宜

清解暑熱為主，香薷飲、六和湯加乾葛。中暍者，由勞役辛苦于田野道路，動而得之，傷足太陽膀胱經，重者昏迷卒倒，輕者頭疼惡寒、熱，發熱煩躁，捫之肌膚大熱，唇舌白赤，前攻齒燥，大渴引飲，汗大泄，無氣言動，脉洪大浮散而虛豁，此天暑為傷燥踈泄肺氣，宜清熱養津為主，人參白虎湯加麥冬、花粉。傷暑者，稟質素弱，不任外邪，故暑感邪病，比中暑稍輕，當分三法治之。若日間發熱，夜分乃凉，自汗倦怠，食少，脉虛，此暑傷元氣，宜清暑益氣湯；若頭脹眩暈，遍身煩躁，膚如針刺，或兼赤腫，此暑傷肉分，宜六和湯；若咳嗽煩渴，寒熱盜汗，脉數不減，此暑傷肺經，宜甘桔湯加黃芩山梔麥冬丹皮貝母●冒暑者氣稟充實但辛苦太過暑热冒于肌表而復傳于裡以成暑病也其候腹痛水瀉小便短赤口渴欲飲惡心嘔吐有時眩暈心煩躁熱胃與大腸受之宜胃苓散加藿香或六一散又有內傷飲食外著暑氣而成暑濕傷脾之病其候腹痛作瀉々下黃糜口渴身熱宜理脾清暑平胃散加連通粬瀉　中暑者久而藏伏三焦腸胃之間熱傷氣而不傷形旬月莫覺變出寒热不定體倦神昏頸重潮熱甚或霍乱吐瀉膨脹中滿癨痢班黃腹疼下血等症消暑丸主之　暑風由冲升道路中暑熱極火盛金衰木旺生風

脾土受邪，故卒然昏倒，手足搐搦，内擾神昏，志識不清，宜清時令之火，則金清而木有制，開鬱悶之痰，則神安而氣自寧，慎勿以風藥悮治。良方連茹飲加薄荷、荆芥，若先有痰熱在内，可用吐法，亦發越之義也。　暑厥即暍病，兼手足厥冷，與傷寒發厥義同。惡寒發熱而漸厥者，為心脾中暑症；不惡寒，但發熱而漸厥者，為膀胱中暍症；若惡寒不發熱而漸厥者，又為夏月感寒陰症，不與暑暍同類也。　脉虚身熱，得之傷暑，或浮大而散，或弦細芤遲。暑病與熱病相似，但暑或洪或虚，重按無力；熱病則脉盛弦長，重按有力，即或有熱病發于陰經，其脉沉小，非若暑脉之見于浮分也、　暑乃六淫中無形之火、大率以五行有形之水制之、　中暑宜解暑和中也、中暍宜瀉火益元、傷暑宜補元氣、冒暑宜清利小便、　若發汗、則悪寒愈甚、若溫經、則發熱愈甚、下之則淋瀝愈甚、仲景　夏月出汗太過、則精液傷、筋骨失養、或痛或渴、不可便作暑治、即卒倒不省、亦有氣鬱生痰而厥者、有勞役色慾並傷而厥者、有食滯太陰清濁痞膈而厥者、豈可盡作暑症、如果冲升道路、勞役而中、身熱脉虛、方可以暑風暑厥治之、三錫　主以香茹飲、嘔悪、加半夏藿香、身熱、加黄芩、口渴、加乾葛、舌乾口燥、去半夏、用花粉麥冬、燥甚者、用石膏知母、若腹痛、胸滿嘔吐者、不用石膏知母花粉黄芩麥冬、宜枳壳木香、若飽脹而兼瀉、又不可用、論本何柏齋枳壳宜厚樸代之、凡夏泄瀉、乾葛為要藥、暑火瀉者、加黄連、瀉而脹者、加蒼朮厚朴、瀉而虛者、加白朮芍藥、暑食瀉者、加神麯煨木香、暑濕瀉者、加蒼朮木通澤瀉、並加葛根為佐、小便赤澁煩燥、加山梔辰砂、煩嘔、用竹茹、暑症初起、不可因汗多面赤、即用黄芪固表、恐滯邪氣也、清暑則汗自止、惟日久面色甚白、脉虛自汗、方可參芪歛之、若初起脉遲细者、多有濕痰食滯而致、不可即用薑桂、但當疎理中氣、脉自起耳、惟唇舌色白灰黯者、方可用温散之劑、至虚人着暑，病氣元氣俱虚者，宜用生脉散、清暑益氣湯、十味香茹飲。切不可過投，尅伐寒凉。設或太過，變現陰寒症者，宜用理中湯温之。大抵心脾中暑，可飲鮮藿香湯；膀胱中暍，可飲西瓜汁。

疰夏症　天地五行更迭衰旺，人之藏氣亦應。四月屬巳，五月午，為火，火太旺則金衰；六月未，為土，土太旺則水衰。丹溪金水兩衰，不能滋生，所以童男少女虚弱之人，每遇春夏之交，日長暴暖，患頭眩眼黑，或頭脹痛，身倦脚軟，食少身熱，心煩躁擾，自汗盜汗，名曰疰夏。此皆時令之火為患，非納凉受暑而病也。久而不治，乃勞怯之根。宜滋化源，使脾土轉生肺金，肺金轉生腎水乃為根本之治。立齋人生腎與膀胱竭絕于巳午之際孫真人故倦怠欲睡。痿弱無力。爾時即宜補益。若或勞役犯房精血内耗。陰火沸騰。致目盲不明。耳閉不聰。舉動懶惰。失者常度。五心煩熱。如火燔灼。名曰煎厥。内經此亦虛弱之症。古人所以夏月必獨宿遠酒色也。濕溫者。亦外感病中之一症也。因先傷暑濕。與熱搏。病在心脾二經。其症惡寒壯熱。頭目痛。胸膈滿。口雖渴而不能飲。多汗妄言。不省人事。兩脛逆冷。其脉寸濡而弱。尺小而急者是也。宜茯苓二朮湯加減。不可汗下。悞汗則不能言。耳聾啞。惡身變赤色。不知痛楚。名曰重暍者死。悞下則頭汗喘急二便不止者亦死。傷寒論 香茹飲。 香茹二斤 白藊豆炒半斤 厚朴姜炒半斤 每服亦 加黄連名 黄連香茹飲 加人參白术陳皮黄芪茯苓甘草名十味香茹飲。 清暑丸。半夏生甘艸茯苓姜汁煮糊丸。每服五十丸。 升陽湯。 羌活陳皮藿香蒼朮蘇葉厚朴乾葛生姜辰砂。 五苓散。 猪苓尒澤瀉白茯苓白朮尒肉桂辰砂系湿症。 諸痙强直積飲痞滿霍乱吐下。體重跗腫。肉如泥。按之不起。皆屬濕土之氣。地湿氣感則害人。皮肉筋脉。因于濕。首如裹。濕熱不攘。大筋緛短。小筋弛長。緛短為短。弛長為痿。内经 天之湿。雨露是也。天本乎氣。故先中肌表營衛、地之濕、水泥是也、地本乎形、故先傷皮肉筋骨血脉、飲食之濕、酒飲乳酪是也、胃為水穀之海、故傷乎脾胃、有汗液之濕、汗液亦氣化也、止感乎外、人氣之濕、太陰濕土所化也、乃動于中、（準繩）大抵居濕涉水、汗雨沾衣、皆濕從外受者也、若嗜飲酒麪、多食瓜果、皆濕從內傷者也、（醫鑑）有脾胃素弱、內蓄痰飲、外觸水濕、相搏而上沖、重者令人涎痰壅塞、頸強偏斜、半身不遂、與中風相似、但脉沉緩、沉細、沉澁之不同、（準繩）濕氣傷人、在上、則頭重、目黃鼻塞、聲重、在中、則痞悶不舒、在下、則足脛跗腫、在經絡、則日晡發熱、在肌膚、則腫滿如泥、在皮肢節、則屈伸強硬在隧道則重着不移在皮膚則頑麻在氣血則倦怠在肺為喘滿咳嗽在脾為痰涎腫脹在肝為脇滿癲疝在腎為腰疼陰汗入腑則泄瀉腸鳴嘔吐淋濁入臟則昏迷不省宜親鄭聲又濕家為病一身盡痛身如熏黃身重如板夾為異耳濕症之發必挾寒挾食大概溺赤口渴為濕熱多患黑瘦膏粱之人溺清不渴為寒濕多患于肥白淡薄之人　東南卑下山澤蒸氣濕從外入自下而上初宜汗散久宜滲泄西北地高外躁内濕不得宣越從内外發初宜利便久宜健脾然内外所感亦互有之不可執也　脈浮而緩濡而小者皆外濕沉而緩細而微者皆内

湿又遲緩為寒湿洪緩為湿热弦緩為風湿　勢輕者宜燥湿勢重者宜利便在外宜微汗在内宜滲泄所貴手上下分消其湿入門風藥可以勝湿淡小便可以引湿通大便可以逐湿吐痰涎可以祛湿濕而有热苦寒之剤燥之湿而有寒辛热之剤除之時診脾虚多中湿脾本喜燥悪湿者也惟脾土衰弱失健運之隄防湿停不化使䐜脹四肢潰遶肌肉喘滿上逆昏不知人故治湿不短理脾非其治也湿乃津液之屬隨氣化而出者清濁不分則湿氣内聚故治湿以利小便為正　經云濕淫所勝助風以平之有陽氣不升濕邪内蘊者當用升陽風藥以

輔佐之不可過服滲淡重竭其陽 東垣 濕家大不可下〻之頭額汗出微喘或噦小利者死若下利不止者亦死 仲景 主以四苓散在上加紫蘇防風微汗之在中加蒼朮半夏厚朴燥之在下加防已木通利之挾風加羌活獨活藁本防已散之挾寒加乾姜肉桂椒目附子温之挾熱加黄連黄芩山梔黄柏清之 景明 病氣實元氣虚者蒼朮白朮用同之病氣元氣俱實者宜通理之五子五皮飲導水丸舟車丸是也俱虚者培補之六君子金匱腎氣是也

風湿症

傷湿又兼風名曰風湿因汗出當風久坐湿地所致其症頭汗面黄遍身重着骨節煩疼熱至日晡轉劇

不嘔不渴惡風不欲近衣身有微汗小便不利大便亦難脉浮虚而濇症與傷寒相似但脉不同耳宜微解之不可大汗當用羌活勝濕湯若解表後自汗多而身仍疼重者防己黄芪湯 傷寒右

寒濕症　傷濕又兼寒名曰寒濕因先受濕氣又傷生冷其症頭汗身痛遍身拘急不能轉側近之則痛劇遍身無汗小便不利症與風濕相似但大便轉泄耳宜滲濕湯主之帶傷五積交加散裏寒附子理中湯寒多浮腫者朮附湯 傷寒書

濕痺症　傷濕而兼風寒名曰濕痺其症頭痛脊強惡寒發熱關節疼痛而煩皮膚麻木重着不移脉沉而細 仲景 宜新

製蠲痺湯主之。

濕熱症

濕者土之氣。土者火之子。濕病多自熱生。蓋火熱能生濕土也。故六氣之中。濕熱為病十居八九。丹溪

為黄疸。為腫脹。為痞滿。為淋濁。為帶下。體重腫痛。為膿瘡痢疾後重。皆濕熱所致也。當分治之。如濕勝者。宜利其濕。熱勝者。宜清其熱。不可以熱治。而用寒凉。使濕愈重。不可以濕治。而燥熱。使熱愈甚也。然則初受濕者。當以利水為要。使濕不致其熱也。久而濕化為熱者。當以清熱為要。使熱不致蒸濕也。四苓散。白朮子茯苓澤瀉等 猪苓各 水煎。

除濕湯 半夏厚朴蒼朮炒二兩 藿香陳皮茯苓二兩 甘草七分 生白朮一兩 為末。每服姜湯下。

外

清熱勝濕湯　黃連　赤苓　澤瀉　黃柏錢　蒼朮　白朮七分　甘草參
水煎服。　和劑勝濕湯治濕兼治寒　蒼朮　白朮　甘草炙各錢　茯
苓　乾薑炮各錢　橘紅　丁香錢　七分　生薑煎。　燥症　諸澁枯涸，
乾勁皺揭，皆屬于燥。燥萬物者，莫熯于火，火氣一熯，五液皆
枯，故燥之為病，血液衰少，而人氣血不能流通。原病式燥者，陽
明金氣所化，金受火制，木旺風生，風火相合，勝濕損津，有天時
久晴，黃埃蔽空，風熱怫鬱而成者，此屬外邪。其內因所致者，病
端不一，有減氣而枯，或火氣而攻伐太過，而吐瀉，而津液頓之，
或飢餓勞倦，損傷胃液，或思慮勞苦，心血耗散，或房勞太過，腎

水乾枯或金石剛劑預求峻補或膏粱厚味炙煿太過皆能助火爍陰而為燥絕之金為水源金受火尅不能生水而源絕于上則無以榮膚澤毛而諸燥作矣在外則皮膚皺揭在上則咽鼻乾燥在中則水液衰少而煩渴在下則腸胃枯涸而便難秦良方亦要

風燥由肝火不能榮筋故筋痛爪裂火燥由脾多伏火故唇揭便秘血燥由心血失散故頭多白屑髮脫鬚落虛燥由腎陰虛涸故小便數咽乾喉腫此皆燥之初因也濡潤自愈若不加濡養使真水涸竭為消渴噎膈為痿痺經閉為乾咳聲啞筋脉勁強口噤拳攣筋緩不收而干痾競起雖欲靜攝不可

復還矣

脉緊而澁或浮而弦或芤而虛皆屬燥症正傳治燥須先清熱清熱須先養血養血須先滋陰宜甘寒之品滋潤營衛甘能生血寒能勝熱陰滋而得大殺液得潤而燥除故曰莫治風莫治燥治得火時風燥了子和　若病後曾服汗下藥及吐後產後老年羸瘦人見諸燥症脉細濇或洪數者俱屬血液不足當濡潤之縱慾人發燥者多腎虛以腎主五液也　切忌香燥動火發汗滲濕利便通導之藥損傷精液至于苦寒辛涼亦逐末而忘本世多此弊其燥愈甚主以四物加減如皮膚皴揭加秦艽防風咽鼻焦乾加知母黃芩煩渴加麥冬花粉便難加

麻仁牛膝。痰燥石貝母瓜蔞。血燥加天冬熟地。火燥壯實者用清涼飲子以治上焦之燥。用脾約麻仁丸以治中之燥。虛在腎經者用地黃湯丸加天冬麥冬。在肝脾經者用加味逍遙散加麥冬或桔梗。或生地。隨症加減。不可拘執也。　清涼飲子。　黃芩黃連薄荷元參當歸芍藥各錢甘草半便燥加大黃煎。　脾約麻仁丸。厚朴枳殼芍藥兩大黃蒸兩杏仁麻仁兩半蜜丸下。大補地黃丸。　熟地兩當歸山藥枸杞兩知母黃柏二兩山萸白芍兩生地兩半肉從蓉元參兩半蜜丸鹹湯下治血燥便秘。　新製通幽湯。治腸燥胃閉。將成噎塞。當歸紅花桃仁韭汁香附牡丹皮

蘇子桔梗陳皮麿檳榔參冲服硃砂蘆薈丸治大便不通硃砂研細末真蘆薈研細七分滴好酒少許為丸下不下好酒服朝服暮通

天睛時合丈症火乃天地真陽之氣天非此火不能生物人非此火不能有生故凡腐熟五穀化精氣神皆賴真陽之火名曰少火及情竇既開動過乎靜動始陽生動極陽亢亢則火暴偏勝而病者皆亢陽之火名曰壯火壯火食氣少火生氣所以少火之火無物不生壯火之火無物不耗可見火與元氣勢不兩立一勝則一負故曰火為元氣之賊東垣恚怒則火起于肝憂思則火起于脾醉飽則火起于胃房勞則火起于腎悲哀

則火起于肺，過喜則火起于心，心為君子，自焚則死矣。經文 諸痛瘡瘍，諸腹脹大，諸病有聲，鼓之如鼓，諸嘔吐酸，暴注下迫，皆屬于熱。諸熱瞀瘛，諸逆沖上，諸躁越狂，諸禁鼓慄，如喪神守，諸病胕腫，疼痠驚駭，諸轉反戾，水液渾濁，皆屬于火。言熱者，君火之病。言火者，相火之病，不可不辨。掉眩瘛瘲，脇痛目赤，肝火動也。悲笑譫妄，口舌瘡瘍，心火動也。腹脹有聲，口臭唇腫，脾火動也。喘咳煩悶，鼻塞鼽衄，肺火動也。夢遺精濁，躁擾牙宣，腎火動也。目黃口苦，耳鳴脹痛，胆火動也。多作腹痛，血淋溺濁，小腸火也。嘔吐嘈雜，面浮齦腫，胃家火也。暴瀉黃赤，便結不通，大腸火也，癃閉淋瀝，遺溺渾濁，膀胱火也。喉痹昏昧，頭眩格食，三焦火也。陽事頻舉，不交精洩，命門火也。（六要）大概屬肝者，諸風之火；屬脾胃者，諸濕痰火；屬心肺者，諸熱實火；屬腎者，諸虛陰火。散於各經，浮游之火；入氣分，無根之火；入血分，消陰伏火。故曰諸病尋痰火，痰火生異症。（入門）氣從左邊起者，肝火也；氣從臍下者，陰火也；氣從湧泉起者，虛火甚也。（丹溪）要知上升之氣，自肝而出，中挾相火，自覺冷者，非真火也，乃火極如水耳。（病式）有勞倦内傷，身熱無力，爲氣虛火者；有失血之後，陰分轉劇，爲血虛火者；有遇事煩冤，心火焦灼，爲強火者；有房勞過度，腎水不足，陽先上亢為陰虛火者有老弱病後吐瀉脫元上熱下寒為陽虛火者有平素內熱外感風寒腠理閉塞而為鬱熱者有恚怒不發謀慮不遂肝風屈曲而為鬱火者有胃虛食冷抑遏陽氣于脾土之中四肢發熱捫之烙手而為火鬱症者 大抵寔火之熱日夜無間口渴能飲大便艱閉虛火之熱向夜潮熱口燥不飲大便不閉入門然寔火亦有日輔潮熱者外感陽明裏症是也虛火亦有日夜俱熱者氣血兩虛之症是也實火亦有大便泄瀉者暑熱氣食之症是也虛火亦有大便乾燥者產後病後及老弱血枯便燥是也當合兼症脈息辨之 脈浮虛數為

虛火脉沉寔數為實火各隨部位以斷何經之火卒病暴死
皆屬于火蓋因喜怒悲恐驚五者偶有偏中心火暴甚腎水不
能救之則陽亢陰竭卒然不省故曰五志之火動極不治丹溪
又有多謀多慮多怒多慾之人厥陽之火無時不動既已有病
尚然不思煎熬真陰漸致危殆陰虛則危陰絶則死蓋一水不
能救五火也丹溪火之為物靜則退藏動則亢上不拘五藏六
府十二經中動皆屬火當恬淡虛無鎮之以靜使道心常為一
身之主而人心聽命焉彼諸火者將寂然不動何酷烈暴悍之
有大要心火者譬諸薪火可以濕伏可以水滅可以直折宜若

寒涼劑、選其性而正治之、所謂熱淫治以鹹寒也、者三黃湯、當歸六黃、天王補心之類、命門火者、譬諸亢龍之火、遇雨則焚、得濕則燔、人身虛陽之火、不可以寒涼直折、宜辛溫之品、隨其性以佐之、所謂擾其窟宅以招之也、八味丸、附子理中湯之類、肝火者、雷電之火、鬱蒸則發、陰濕愈炎、或出地而上升、或與龍而並見、挾氣鬱者、宜順氣以導之、所謂氣降則火自降也、挾血燥者、宜養血以濡之、所謂肝氣為陽為火、肝血為陰為水也、逍遙之類、挾濕氣者、宜清熱以解之、所謂濕病多自熱生、熱去而濕自除也、左金丸、當歸蘆薈丸之類、挾脾虛者、宜培脾以調肝火、所謂木來侮土則當培脾以瀉木也六君子加黄連白芍之類肝自虚者宜補肝以勝其火所謂肝氣太旺肝亦自傷宜敦土以培木也六君子加當歸白芍挾腎虚者宜滋腎以抑肝所謂乙癸同源腎肝同治地黄湯加當歸白芍或柴胡山梔之類腎火者譬如灯燭之火則竭得水則爆添火則竭惟以膏油加之則克明不絶人身下焦真火上炎得苦寒之品則真水愈虚宜滋其精液所謂壯水之主以制陽光也地黄丸加麥冬五味子之類脾火者如紅爐之火得湿則滅得木則烟以灰覆之則温煖常存人身胆家之火得苦寒之劑則食少瀉多得惱之氣則

面青口苦故勞倦傷脾發熱者宜培補中氣滋養化源所謂甘溫能除大熱也補中益氣湯加減生冷滯脾發熱者宜升陽開胃佐以舒脾所謂火鬱則發之也 火鬱湯主之大率肝火用柴胡赤芍胆火用柴胡胆草心火用黄連連翹肺火用黄芩山梔脾火用黄連白芍腎火用黄柏知母大腸火用條芩大黄小腸火用木通燈心胃火用石膏花粉膀胱火用山梔澤瀉三焦火用元參山梔此皆治熱溪之實火也凡君火熾盛尺寸脉俱大用諸寒直折其火而火轉盛者須用尿薑汁炒藥或酒製炒則火自伏此寒因熱用之法也凡相火熾盛兩尺俱大寸脉反

靜者不可用寒涼惟黃柏與肉桂同用隨其惟而下行使心腎之火交于頃刻左尺脉獨大者不可用黃柏右尺脉獨大者不可用肉桂兩手尺寸不大但微無力或浮數無倫者亦不可用黃柏雖有煩躁火盛乃虛陽發露宜用附子肉桂同諸大補之劑煎好冷服此熱因寒用之法也誤用寒涼則死凡火症左尺脉細微者地黃丸加麥冬五味右尺脉細微者八味地黃丸左關肝肝脉無力者宜逍遙散或加人參麥冬生地陳皮右關脾脉無力者宜補中益氣湯加白芍丹皮麥冬左寸心肺脉無力者宜生脉散其出入加減者于各方中與病合宜者用之凡火過盛

必以生甘草童便緩之降火甚速火症見血者宜之人中白降龍雷之火陰虛者宜丸藥中用之火起臍下唧唧有聲者陰火也敗龜板主之火從足底湧泉穴起用附子末津調抹足心下加草麻子尤妙　黑奴丸治熱毒發斑煩躁大渴時行熱病六七日未得汗脉洪大而數目赤身脹身痛大熱狂躁又五六日不解熱在胸中口噤不語精魂已竭心下纔煖撥開其口灌之即活　黃芩釜底煤芒硝麻黃竈突墨梁上塵小麥奴各两　大黃两下為末蜜丸彈子大新汲水化下飲盡當足寒汗出乃瘥若時頃不汗出再下一丸汗微見若不大渴不可與此火鬪湯治

火鬱于中，不得舒散，因內傷生冷，抑遏陽氣與脾土中而發熱
者，升麻、葛根、白芍、柴胡各不 甘草、防風各朵 加獨活，名升陽散
火湯，每服三錢，加蓮鬚葱白煎服。 氣症 氣者，氤氳浩大之
元氣，當其和平之時，源出中焦，總統乎肺，病氣在外則衛護皮
毛，充實湊理，在內則導迎血脈，升降陰陽，周流一身，運行不息，
指掌 藏府之所以相養相生者，皆此氣也。盛則盈，衰則虛，順則
平，逆則病，絕墨百病皆生于氣也。怒則氣上，喜則氣緩，悲則氣
消，恐則氣下，寒則氣收，熱則氣泄，驚則氣亂，勞則氣耗，思則氣結，
憂則氣沉。內經 凡七情之交攻，五志之間發，乖戾失常，清存

遂變而為濁、行者、抑遏而反之、營運漸遠、肺失主持、氣乃病焉、病式 氣之為病、生痰動火、升降無窮、燔灼中外、稽留血液、為積、為聚、為腫、為毒、為瘡、為瘍、為嘔、為欬、為痞塞、為關格、為腫滿、為喘呼、為淋瀝、為便閉、繩墨 為胸脇脹疼、為周身刺痛、久則凝結不散、或如梅核、窒碍于咽喉之間、致咽不能下、或如積塊、攻冲于心腹之內、發則痛經、兩手脉沉、便知是氣、沉極則伏、濇弱難治、主要 大凡氣病、輕者肺脉獨沉、重者六脉俱沉、又輕者肝家獨弦、重者脾脉亦弦也、 男子屬陽、得氣為散、女子屬陰、得氣多鬱、故男子氣病少、女子氣病多、正傳 喜樂驚恐屬心胆腎經、

病則耗散正氣爲怔忡失志精傷痿厥不足之病怒憂思悲屬
肺脾肝經病則鬱結邪氣爲顛狂噎膈腫脹疼痛有餘之病玉
丹五志所傷以所勝者平之悲可以治怒以愴惻苦楚之言感
之怒可以治思以污辱欺罔之言觸之思可以治恐以慮彼忘
此之言奪之恐可以治喜以危亡殆安之言怖之喜可以治恐
以謔浪褻狎之言娛之凡此法者必詭詐譎怪無所不至然後
可以動其耳目易其視聽也又熱可以治寒〻可以治熱逸可
以治勞習可以治驚若徒事湯藥失所務矣子和調氣之法結
者散之散者收之損者益之逸者行之上之下之摩之佐之薄

之郁，之開之，發之，氣虛制引之。素問 津者導之，鬱者揚之，熱者清之，寒者溫之，偏熱偏寒者反佐而行之，挾濕者淡以滲之，挾虛者補而養之。六要 虛甚者補斂之，浮越者鎮墜之，氣本屬陽，亢則成火，氣有餘便是火也。原病式 故滯氣逆氣上氣，皆氣得炎上之化，有升無降，蒸熏清道，甚至上焦不納，中焦不化，下焦不滲，宜清降氣道，化氣丸加黃連、山梔，若概用辛香燥熱之劑，是以火濟火矣。丹溪 有情常外冒四氣，內着七情，或偏食厚味，致清濁相干，噫氣少食，或痞或痛，此屬氣也。然有氣用辛溫暫開復結，愈郁愈滯，蔓延日久，為吞酸，為嘈雜，此乃氣生痰之症，若徒香燥，則津液枯涸，痰凝血瘀，結成窠囊，為痛為噎為反胃，噎膈之漸也。惟當平補調疏，使脾胃清和，則氣道健行，塞結自解。六要　氣與痰火同出異名，三者湊合，重則卒暴眩仆，輕則脹痛痞塞，故治氣者不治其火，則氣不降，不治其痰，則氣不行，故清痰降火，為治氣之關節也。辛香之劑，但當初起鬱結之氣，借此轉以開發，久氣鬱熱，便宜辛涼以折，最忌香燥助火，如傷冷受寒而病者，方可溫散，亦暫法也。丹溪　氣主煦之，血主濡之，一切氣病用氣藥不效者，乃氣滯而血不能波瀾也，宜少佐芎歸活血，血氣流通，屢試屢驗。三錫　故婦人宜調血以理氣，男子宜

調氣以養血醫鑑　氣因于中故中州為元氣之母俗云氣無補
法者為氣實人言也如脾虛正虛不行邪着為病當調氣中州
俾健運之職則濁氣降而痞滿除如不補氣氣何由行丹溪上
升之氣自肝而出故性躁之人肝木必旺肝旺則乘脾宜用伐
肝之藥然尅削太過肝木未平而脾土先受其害脾蓋虛矣準
繩況造物之理太剛則折肝氣過旺肝亦自傷不在脾而肝亦
虛矣所以氣病久而肝脾兩者宜調脾和肝道遙散出入治之
肺為主氣之標腎為主氣之本腎虛氣不歸元衝脈之火主冲
清道為喘呼為呃忒為嘔噦為不得卧下皆當從下焦補斂之法

不知者泛用調氣補氣而終不下降者氣之所藏無以收歛必佐以補腎而氣始歸元入門氣喘用應夢散呃逆用附子理中湯卧不下用八味丸大凡納氣歸元用砂仁補骨脂五味胡桃肉之類

主以寬中散胸滿加蘇梗枳殼心下滿加枳實腹脹加厚朴大腹皮脇疼加柴胡橘叶腹痛加烏藥枳殼小腹痛加青皮鬱氣加撫芎蒼朮怒氣加沉香木香挾冷加乾姜肉桂挾熱加姜炒山梔挾虛加人參實滿加大黄大約青皮破肝氣多用損真元之氣枳殼瀉滯氣過服瀉至高之氣香附散鬱氣須製過木香調諸氣兼瀉肺橘紅專瀉陳皮兼補厚朴平胃氣前

胡下氣推陳、沉香降諸氣、烏藥川芎蘇梗俱能散濁氣從汗而
散、檳榔大腹皮、能使濁氣下行、而去後重、有積者宜之、萊菔子
蘇子杏仁下氣潤燥、肺氣滯于大腸者、宜之、豆蔻沉香丁香檀
香、辛熱能散滯氣、暴熱者宜用之、稍久成火者、忌用、須以姜炒
山梔、從治之、以上皆疎肝有餘氣病要藥、若兼痰火、兼積滯及
血有餘不足、各隨加減、調氣用木香、有火當加黃柏知母、少佐
枳殼、血虛氣滯、四物湯、加香附陳皮、陰虛氣滯、地黃湯加沉香
石斛砂仁、陽虛氣滯、四逆湯加肉桂補骨脂、氣虛氣滯、六君子
湯、加益智蘇梗、肥人氣滯、必扶痰、二陳加香附枳殼、燥以開之、甚

者加蒼术白芥子。瘦人氣滯，必挾火，宜蘇子山梔歸芍降以潤之。婦人一切氣候，正氣天香散、四七湯酌用之。如氣不升降，痰涎壅盛者，蘇子降氣湯。氣不歸元，以補骨脂為主，取其降下腎氣以收濁。或白术亦可，以其能和胃，胃和則氣歸元。喘促不卧者，宜五味子、人參、胡桃之類。氣鬱久則中氣傷，不宜尅伐，宜歸脾、逍遥二方，佐以撫芎、香附、枳殼以舒鬱。 胎産同法

寬中散

白豆蔻二兩 炙甘草五兩 木香三兩 厚樸一斤 砂仁二兩 丁香 青皮 陳皮四兩 香附三兩

為末，每服二錢，生姜煎。脾胃虛人不可多用，當以六君子兼之。

正氣天香散

烏藥二兩 香附八兩 陳皮 紫蘇 乾姜一兩 為

末每服水淡鹹湯調。　念氣散　紫蘇、半夏、青皮、陳皮、大腹皮、
赤苓、桑皮、白芍、甘草、木通。　木香化滯湯，治氣食濕麵，結于中
脘，腹痛心痞，不食，枳實卜，柴胡四分，木香三分，陳皮卜，甘草五分，半夏卄，
豆蔻卜，當歸下，紅花下，生姜煎。　推氣散　枳殼、肉桂、芍藥、青
皮。　蟠蔥飲，治冷氣不行，攻刺心痛，延胡五分，肉桂、乾姜炮五分，蒼
术炒分，炙草五分，砂仁、陳皮、檳榔各五分煨，三稜煨、蓬朮、茯苓、青皮，
各等分為末，每服二錢，蔥白煎。　鹹煎散　治冷氣腹疼，及脾胃虛冷，
嘔吐、瀉利，砂仁、甘草、茯苓、草菓、肉菓、川芎、茴香、澄茄、麥芽、檳榔、
良姜、枳殼、陳皮、羌活、蒼术，入鹹少許煎。　梔子解鬱方　治氣有

餘之火，能解五藏結氣。　蓋少陰之血，梔子炒黑為末，以姜汁入湯同煎飲。　沉香化氣丸，治氣鬱久而成熱，便閉不通，以此下之。大黃、黃芩、沉香、人參、白朮為末，入竹瀝、姜汁少許為丸，淡姜湯下。半養正丹，治上盛下虛，氣升不降，元陽虧損，氣短身羸，及中風涎潮，不省人事，傷寒陰盛，自汗唇青，婦人血氣久冷，水銀、黑錫去渣淨秤，與水銀結砂子，砂仁研，硫黃研，各兩，同黑盞一隻，火上熔黑鉛成汁，下水銀，以柳條攪，次下硃砂，攪令不見星，放下少時，方入硫黃末，急攪成汁，和勻，如有燄起，以醋灑之。候冷取出，研極細，煮糯米糊丸，菉豆大，每服三十丸，鹽湯下。

血症

血者水穀之精氣也飲食入胃取汁變化生于脾總統于心藏于肝宣布于肺施泄于腎和調五藏洒成六府其入于脉也源源而來灌溉一身目得血而能視耳得血而能聽手得血而能攝掌得血而能握足得血而能步藏得血而能液腑得血而能氣是以出入升降之道濡潤宣通者皆血之使然也生化旺則諸經由此而長養衰耗竭則百病由此而空虛玉機　天地之氣陽常有餘陰常不足故人身精血難成而易虧丹溪　女子二七而經行七七而經斷男子二八而精通八八而精竭可見陰氣之成止供三十年之運化已先虧矣況人之情慾無涯喜怒不節起居

不時飲食自倍，榮血錯亂，有內傷則為畜血，外溢則為滲血，妄行則上，則吐衄；衰涸於下，則虛勞；流滲于下，則便血；熱畜膀胱則溺血；滲入腸間為痔血；陰虛陽搏為崩中；濕蒸熱瘀為血痢；熱極腐化為膿血；火極似水，色紫黑；熱勝于陰，為瘡瘍；濕滯于血，為癮疹；熱極勝沸，為發斑；蓄在下，令人如狂；隨恐跌僕，則瘀惡凝結，內滯痰污，則癥瘕積塊。玉機 從肺而溢于鼻，者為衄；從胃而起，逆于口者為吐；從腎而夾于吐者為咯；從嗽而來于口者為咳；久痰涎血出于脾；牙宣出于腎；舌衄出于心；肌衄出于心肺；膕血出于膀胱。繩墨 大概血病于內，瘀則易治，乾則難醫。

血走于外下流為順上溢為逆凡血症身無潮熱者輕有潮熱者重如九竅出血而兼身熱不能卧者死惟婦人產後瘀血妄行九竅出血有用逐瘀之藥而生者若無故卒然暴厥九竅出血者死久病之人忽然上下見血亦死所謂陽絡傷則血外溢陰絡傷則血内溢也　肺者血之府也注于脈少則澁盛則滑死則實衰則虚虚甚為微細此其常也若失血而脈反洪大中空者即為芤脈蓋陰虚既虧陽無所依浮散于外故見此象所以產後失血後恒多芤大之脈設不明辨誤用寒涼則謬叔承故崔氏曰諸症失血皆見芤脈隨其上下以驗所出人尺滑

而疾者亦為血虛肝脉弦而緊症兼脇痛者有瘀血大凡血症
脉滑小沉弱者生實大急数者死脉經血症有四曰虛曰瘀曰
熱曰寒治血之者其症朝涼暮熱手足心熱皮膚乾澁甲指唇
白女子月事前後不調脉細無力法宜補之血瘀者其症在上
則煩躁嗽水不咽在下則如狂譫語發黃舌黑小腹滿小便自
長大便黑而少法宜下在女子則經停腹痛產後小腹脹滿手
不可按法宜破之血熱者其症吐衄咳咯溺血午後發熱女子
月事先期而來脉弦而数法宜涼之血寒者其症脉戴疲軟
皮膚不澤手足清冷心腹怕寒腹有塊痛得熱則止在女子則後

期而痛脉細而緩法宜温之又有吐衄便血久而不止因血不能附氣失于歸經者當温脾腎二經脾虚不統攝者用姜附以温中焦腎虚不歸經者用桂附以温命門皆温之法也（六要）氣血者同出而異名也故血隨氣行氣行則血行氣止則血止温則氣調寒則血凝凡涼血必先清氣氣涼則血自歸經（入门）治氣必先順氣氣〻降而血自下行温血必先温氣氣〻暖而血自運動養血必先養氣氣〻旺而血自滋生故曰陽生則陰長虚脱則益氣凡上下血液大出不止者宜甘補之品急補元陽蓋血病每以胃藥收效胃氣一復其血自止昧者不知調理脾胃之法

概用滋穀食少瀉多皆地黄純陰膩隔故也三錫脾為後天之本三陰之首也脾氣健則元氣旺而陰自固腎為先天之本三陰之蒂也腎水足則龍火潛而陰亦寧故血症有脾虛者當補脾以統血有腎虛者當壯水以制其陽有腎中陽虛者當益火以引其歸能于三法而尋繹之思過半矣仲景云亡血家不可發汗汗之則筋脈失養變為筋惕肉瞤甚者必發痙此宜養榮以救之

四物湯加山梔童便姜汁和服丹溪治一切火載血而上升之症

四生丸治火症上焦吐衄 生荷葉 生柏葉 生艾葉 生地黄等分搗為丸雞子大每服一丸水煎服

生地黄飲子

治虛熱血症、生地、熟地、黄芩、地骨皮、天冬、麥冬、白芍、甘草、銀柴胡、黄芪等分煎。　麥冬引子、麥冬、黄芪、當歸、生地、人參、五味子、阿膠、扶痰加貝母、治肺虛内熱血症、清寧膏、治血家脾肺腎三經俱虛、不可寒涼、又不可濕燥者。　葳蕤、橘紅、百合、貝母、甘草、桔梗、龍眼、薏苡仁、麥冬、石斛、生地、白朮、胸脹去生地、咳痰不清、嗽血去白朮。　傷食症。　飲食自倍、脾胃乃傷、飲食減少、元氣漸憊、有過食生冷瓜果魚胆寒物者、有過食辛辣炙煿酒麪熱物者、有壯食實人恣食大嚼者、有虛弱人貪食不化者、有飲食不調之後、加之勞力、勞力之後、斷以不調者。　安道　令人腹脹氣逆胸膈痞塞咽酸噫氣如敗卵臭或嘔逆惡心欲吐不吐惡聞食氣或胃口作痛或手按腹疼或泄黄白而絞痛猶甚或憎寒壯热頭疼似外感瘧疾但外感則身多疼痛左脉浮盛傷食則身無疼痛右脉滑大亦有舊穀未消新穀復入脾氣虚衰經宿不化者其有热者令人吞酸其無热者令人噫氣吴崑氣口緊盛傷于食右関脉浮滑或沉濇按之有力者為宿食不消脉經凡人上部有脉下部無脉當問其胸滿悪心欲吐欲嘔者此食填胸中氣不下降故尺部無脉乃天道不能下濟之象探吐自愈如胸中無食又不欲吐而尺無脉者此根本已撥短期廹矣又

停食脉沉滑者傷冷硬物宜溫以尅之洪數者傷辛熱物宜苦以勝之浮緩傷辛鹹物宜甘以勝之弦緊傷酸硬物宜辛以勝之洪滑傷甜爛物宜酸以勝之微遲傷冷物且有積聚痰涎宜溫劑和之若見單伏者主食不化且有外寒滯宜辛溫發之在上者未入于胃乃可吐之在中者消導之在下者已入于胃宜下之然皆不可過劑恐損元氣也其有外受寒口傷生冷而暴病者初時便宜辛溫開導蓋食得寒則凝得熱則化也稍久寒鬱成熱當兼之辛涼降火之味（丹溪）所以傷食之人腹痛日久時作時止口乾唇燥小便短赤大便乾結或泄瀉黃糜肛門如

火者皆濕中生熱之症，反以苦寒取效。傷食之後，物滯雖消，元氣受損，或已經攻下，而陰受傷，至高之氣乘虛下陷，而為蓄滿痞塞者，宜理脾胃，和氣血，治以辛發升散之劑，則痞結自解，不可再用枳樸等重困中州。入門 平人飲食入胃，脾能運之，故隨食隨化。病人脾弗能運，則食反磨脾，故有食入即痛者，不可與傷食同治，致變不測。但補脾胃，其食自化。飲食雖入中焦，其變化精微，實賴少火上蒸。中年之後，大病之餘，元氣虧損，不能熱腐，因而衰餒，易于停食，作痞作痛，為噎為瀉，宜補火生土，譬之鍋底加薪，水穀自熟也。玉機 又有專治清虛，素食粗糲，腸胃無

以滋養久久枯澁易于停食治者不求其本喜攻速效妄用辛
香燥热徒快一時變生噎膈臌脹背癰嗽膿等症若早知胃枯
但與平補久而自效凡傷食必問所食何物寒者热者如喜食
大過當助脾消導或乘飢而食當補中益氣湯或怒後得食食
食後着氣當舒鬱散氣兼以消化至病後瘡後産婦高年俱宜
補益消化不可概用攻下凡左脉微弱右脉弦大或弦滑形氣
俱虛又兼飢餒驟得飲食食而過節者此不足中有餘也不足以
形氣言有餘以滯停言故標本當審緩急更有物停氣傷宜消
補兼行有物停氣不甚傷當消導獨行者有既停滯不能自化

但賴補脾，使之運行，不必消導者，當臨時消息，不一為是。如枳朮丸，雖曰消導，固有補益之功，存乎其間，和中最妙。其他如木香分氣丸、枳實消導丸、大枳殼丸，雖無補益，然施于有餘實症，無不獲效。若所滯之物，非枳實丸等所能去者，則備急丸、煮黄丸、感應丸、瓜蒂散等。東垣、丹溪亦未嘗乎委之勿用也。安常云：惡食非止一端，有胸中痰滯者，宜導痰以助脾；有病久胃虚者，宜參朮以健脾。和中丸治胃虚不食，大便或閉或溏。厚樸錢、白朮五錢、半夏錢、陳皮八分、木香五分、甘草三分、枳實五分，姜汁和丸，梧子大，下三十丸。感應丸化積滯，不動藏腑。木香、丁香、肉菓、乾姜一錢、杏仁百四十粒。草霜。一兩巴豆。去衣膜。七十粒。同研糯米糊丸。如萊菔子大。每服十丸。大枳殼治一切酒食傷胃。胸膈悶痛。飲食不下。兩脇刺痛。嘔逆惡心。　蓬朮。厚朴。人參。青皮。黑牽牛。枳殼。茯苓。木香。兩大黃二兩陳皮白朮兩檳榔半夏神麯一兩三稜麥芽兩薑汁和丸。　大健脾丸。　白朮二兩廣皮兩黃連八錢人參兩半木香八錢山藥肉果一兩甘草五錢山查肉神麯砂仁炒一兩茯苓二兩蒸餅丸。　二神丸。　補骨脂炒四兩生肉果二兩為末棗五十粒生薑四兩同切片煮爛去薑丸。　酒之為物。氣熱而質濕。氣味俱陽。陰寒之時。少飲。能禦邪助神。壯氣活血。恣飲。則生痰益火。耗氣損精。合暴病暴死世人認為痰厥中藏而不知酒色自戕之所致也三錫酒入于胃則絡脉滿而經脉虛酒氣與穀氣相持熱盛于中故熱遍于身內熱而溺赤也內經 輕者頭痛眩暈嘔吐痰逆神昏煩亂胸滿惡心飲食減少小便不利醫鑑 甚者大醉之後忽然戰慄手足厥冷不省人事名曰酒厥 酒循經絡留着為患入肺則多咳多痰入心則多笑多言入肝則善怒有力入脾則思睡入腎則思淫及其久也傷肺則變咳嗽消渴傷心則變怔忡不寐傷脾則變痞滿疸脹傷肝則變脇痛吐血傷腎則變腰軟陽痿此五藏之受病也又酒後汗多者胃受之面青者胆受之多

溺者，小腸受之，溺赤者，膀胱受之，積利者，大腸受之，數者，皆能成病，惟胃與小腸受酒者，汗多則表而泄，溺多則從便而出，所以善飲不醉，而變病亦少也。說約 酒毒留于肺者，緣肺為清虛之藏，酒多則損清虛之體，由是稠痰濁火，重則肺葉受傷，為胸痛腸脹，唾咳膿血，痰出腥穢，肺癰潰爛，輕則外為鼻準齄赤，內為咳嗽痰火，宜化痰清肺，庶可保全。酒毒傳于胆者，緣酒性清冽，不隨濁穢下行，惟喜滲入，從胃至胆，胆為清淨之府，同氣相求者也，其次雖入小腸膀胱，化溺而出，然酷烈之性，惟胆受之，故濕熱鬱于經隧，為環跳疼痛，久成癰腫，宜清徹之劑，和解少陽之邪或兼解免焉。俞嘉言 醉臥卑濕之處，或食酒麯等物，寒濕外鬱，乘其濕熱無從發洩，而成痞脹。酒疸初則兩目小便俱黃，後則遍身牙床亦然，速宜分解濕熱，久則難治。好酒之人，濕熱內積，生痰動火，往往發為口眼歪斜，舌強肢癱，混似風中血脉，宜解酒除濕，消痰清火，不可以風藥誤也。脉浮而數，為傷酒；若挾宿食，必兼滑數。當初醉昏妄時，治宜發汗；醉後則熱去濕留，莫如利便，乃上下分消其濕熱也。秘藏 若傳于內臟，則宜本病藥中兼去濕熱，蓋酒之形質可化，而濕熱之氣終久不變，非若他症六淫七情傳變不齊。說約 酒性純陽，最耗元氣，若腹下之徒損津液，反生痰火，元氣消爍，率成虛損，所以慎下。秘藏初宜汗，以二陳湯加乾葛、蘇葉、黄芩；繼宜滲，以四苓散加乾葛、山梔、花粉。其有他症，俱以二方酌用。如藏嘔，加竹茹、生姜。痰盛加黄芩、貝母。胸滿，厚朴、枳殼。腹痛，木香、砂仁。泄，黄芍藥、黄芩。酒痞塊痛，加蓬术、木香。小便不利，調益元散。東垣葛花解醒多辛熱之味，蓋為飲酒時食冷物太過，鬱其毒于胃，吐而煩躁不寧者設也，非酒家常用之藥。又葛根、葛花，乃陽明輕揚之品。酒客惡心懊憹頭疼，乃毒在陽明經，用此順其性而揚之，使毒從毛竅而出。若酒傳肺脾胆腎者，則葛根又何與乎。飲酒人發熱者，用枳距子最妙。一名鷄距。一名枝椇。一名木蜜。俗呼癩漢指頭。北人呼爛瓜。江南為之白石樹。杭人貨賣名蜜屈丘。又稱蜜金鈎。詩所云枸是也。樹形似白楊。其子着指端。如小枝屈曲相連。春生秋熟。味似餳糖。此木作屋。一室之酒皆淡。酒傷各經。俱宜加用。中酒嘔惡頭疼。脉弦大。或弦滑。二陳湯加姜汁炒黃連、山梔、蘇葉、乾葛煎成加姜汁熱服。酒積痛泄黃沫者。以蒸大黃作丸。或用香連丸。加大黃最妙。其餘調攝六君子湯、半夏茯苓湯。或理中湯。俱加乾葛。或縮脾飲。隨人虛實選用。丹溪方酒積作痢下血不止。成藏毒病。脉滑而有力。見內熱實症者。蒼

术枳壳半當歸槐花各地榆葛根三炙草二下黄連卞食前服戒
酒可愈酒後發厥四肢俱冷先以姜湯灌之然後服藥不可即
投寒涼大醉不醒用生熟湯浸身則湯皆酒氣而甦　燒酒
醉死急以新汲水浸其髮又以青布浸濕貼胸背仍以鹽調井
水細細灌之至甦乃已傷酒食停滯不快以鹽花擦牙溫湯
漱下即時通快酒積作痛以官料酒藥炒研空心調下一　二服
可效　益脾丸服此飲酒不醉　葛花两水豆花两菉豆花两
木香錢草豆蔻两蜜丸　夜飲津下五丸　脾氣虛衰色慾傷
腎每飲酒不化精神潦倒嘔傷不食者竟以獨參湯治之